看護者が行う意思決定支援の技法 30

患者の真のニーズ・
価値観を引き出す
かかわり

川崎 優子
兵庫県立大学看護学部教授

医学書院

川崎 優子　Yuko Kawasaki

兵庫県立大学看護学部教授

埼玉県立衛生短期大学卒業．兵庫県立大学看護学研究科博士後期課程修了（看護学博士）．
国立名古屋病院において病棟看護師として勤務，兵庫県立看護大学助手，助教，兵庫県立大学講師，兵庫県立大学准教授を経て，2020年より現職．学部教育では「症状マネジメント」「看護技術」，大学院教育では「高度実践看護コース（がん看護）」を主に担当している．研究活動としては「AI支援型がん患者の意思決定支援プラットホーム開発」「がん患者用の共有型看護相談モデルを基盤とした意思決定支援システムの開発」などをはじめ，がん看護領域の研究を行っている．
著書：『ケアを可視化！ 中範囲理論・看護モデル』（分担，南江堂，2021）『専門家をめざす人のための緩和医療学　改訂第2版』（分担，南江堂，2019）『緩和ケア教育テキスト：がんと診断された時からの緩和ケアの推進』（分担，メディカ出版，2017）．

看護者が行う意思決定支援の技法30
——患者の真のニーズ・価値観を引き出すかかわり

発　行	2017年2月1日	第1版第1刷Ⓒ
	2023年12月15日	第1版第7刷

著　者　川崎優子（かわさきゆうこ）
発行者　株式会社　医学書院
　　　　代表取締役　金原　俊
　　　　〒113-8719　東京都文京区本郷1-28-23
　　　　電話　03-3817-5600（社内案内）
印刷・製本　三美印刷

本書の複製権・翻訳権・上映権・譲渡権・貸与権・公衆送信権（送信可能化権を含む）は株式会社医学書院が保有します．

ISBN978-4-260-03022-9

本書を無断で複製する行為（複写，スキャン，デジタルデータ化など）は，「私的使用のための複製」など著作権法上の限られた例外を除き禁じられています．大学，病院，診療所，企業などにおいて，業務上使用する目的（診療，研究活動を含む）で上記の行為を行うことは，その使用範囲が内部的であっても，私的使用には該当せず，違法です．また私的使用に該当する場合であっても，代行業者等の第三者に依頼して上記の行為を行うことは違法となります．

JCOPY　〈出版者著作権管理機構　委託出版物〉
本書の無断複製は著作権法上での例外を除き禁じられています．複製される場合は，そのつど事前に，出版者著作権管理機構（電話03-5244-5088，FAX 03-5244-5089，info@jcopy.or.jp）の許諾を得てください．

はじめに

　看護者が行う意思決定支援と聞くと，皆さんは何をイメージされるでしょうか。治療や療養場所，有害事象対策の選択…など，ひとりの人が病とともに生きていくプロセスの中で，意思決定の機会は幾度となく訪れます。命にかかわる選択という岐路に立たされている患者さんを目の前にしたとき，看護者には，「意思決定支援が必要なのでは？」と気づく感性が必要となります。そして，意思決定を支援する際には，その人の人生の中でどのような選択をすることが最もよいのか，患者さんの価値観に基づいて意思決定を共有していくことが重要です。また，意思決定支援において相手の価値観を取り扱う際には，看護師という職業人としての姿勢だけでなく，ひとりの人として向き合う姿勢も大切になります。そのため，本書では看護師ではなく"看護者"という言葉を用いています。

　本書では，筆者の約8年間にわたるがん相談支援員としてのフィールドワーク経験をもとに作成した「意思決定プロセスを支援する共有型看護相談モデル（Nursing Model for Supporting Shared Decision Making：NSSDM）」を紹介しています。このモデルには，がん患者の意思決定場面における看護療養相談技術として，9つのスキルと30の技法が含まれています。これは，207名のがん患者・家族の方とのかかわりの中から，意思決定支援につながる看護療養相談技術を抽出し体系化したものです。その後，本モデルを用いた介入研究を行い，その結果に基づいて技術の洗練作業を行い現在の形になっております。なお，本書の構成は，以下のとおりです。

はじめに

第1章 意思決定支援と NSSDM の基礎知識：看護者が患者の意思決定プロセスを共有するために必要となる基礎知識，NSSDM の枠組み，意思決定支援を始める前の心構えなどについて説明しています。

第2章 意思決定支援における9つのスキルと30の技法：看護療養相談技術（9つのスキルと30の技法）の使い方について，患者さんの反応や問いかけへの受け答えをイメージできるよう会話文形式で具体的に説明しています。

第3章 NSSDM を用いた意思決定支援の実際：2事例を取り上げ，面談場面の一部を紹介する形で看護療養相談技術の複合的な用い方を説明しています。

付録 価値観ワークショップ：患者さんに内在する価値観を明らかにするためには，看護者として自分の価値観についても認識しておく必要があります。そのためには，意思決定支援を始める前にリフレクションの機会をつくり，価値観を取り扱うことの大切さを知ることが重要です。ここでは，日ごろの臨床場面で価値の対立が起こっていないかを確認する方法の1つとして，ワークシートを掲載しています。

NSSDM 活用の際には，次の3点にご留意いただければと思います。1点目に NSSDM はがん患者・家族の事例を基盤として作成したものですが，看護援助機能を生かした意思決定支援として構成していますので，がん看護以外の分野においても汎用性があるかと思います。2点目に意思決定支援にかかわる技術として "9つのスキルと30の技法" がありますが，意思決定支援のプロセスの中ですべての技術を使うのではなく，患者の状況や相談内容に応じて必

要となる技術だけを，段階的に用いることになります．3点目に，セルフケア能力が高い患者さんの場合には，信頼性の高い情報を効率的に収集できるツールがあれば，医療者の介入は必要にならない場合があります．筆者らの研究班が作成した，患者用ウェブサイト「がんになっても…あなたらしく納得のいく生活を送るために〜意思決定の進め方〜」(http://sdminoncology.sub.jp/index.html) では，がん患者がセルフケア能力を生かしながら意思決定を段階的に進めていくことができるように，ガイドとなる指標や情報などを掲載していますので，よろしければご活用ください．

　NSSDMの作成にあたり，貴重な体験を語り研究にご協力頂きましたがん患者・家族の皆さま，介入研究にご協力いただきましたがん看護専門看護師の方々のご支援に，こころより感謝申し上げます．また，本書の内容は兵庫県立大学看護学研究科博士後期課程の学位論文の一部をもとに，臨床で使用しやすいように実践例を加えて執筆したものです．指導教員である兵庫県立大学看護学部長内布敦子先生には，本研究へ着手するためのフィールドワークの機会を与えて下さり，論文指導において多大なるご支援をいただきましたことに深謝申し上げます．本書を出版するきっかけを下さった医学書院看護出版部の北原拓也氏，執筆プロセスを支えてくださった染谷美有紀氏にも感謝申し上げます．

　最後になりましたが，読者の皆様のケアにより，ひとりでも多くの患者さんが"納得のいく意思決定"をできることを願っております．また，本書がその一助になれば幸いです．

2017年1月

川崎優子

目次

はじめに ⅲ

第1章 意思決定支援とNSSDM（意思決定プロセスを支援する共有型看護相談モデル）の基礎知識 1

1 意思決定プロセスを共有するための基礎知識 2

1 知識1 意思決定って何だろう 4
- 情報提供の仕方に留意 4
- 問題・状況を把握し，準備性を整える 5
- 価値観の確認 5

2 知識2 患者の意思決定プロセスを共有する方法 5
- シェアード・デシジョン・メイキング（SDM） 6
- オタワ個人意思決定ガイド 6

3 知識3 看護援助機能を生かした意思決定支援とは 7

2 NSSDMの枠組み 9
- 患者の内部感覚 11
- 看護者の内部感覚 11
- 患者の意思決定に向けて用いる看護療養相談技術 11

3 意思決定支援を始める前の心構え 14

1 意思決定プロセスにおいて支援が必要となる患者を見きわめ，患者を取り巻く環境を理解する 15
2 患者の意思決定プロセスを共有する 15
3 患者の決定を尊重し見守る 16

目次

> さらにくわしく

1. 状況的意思決定と医学的意思決定　18
2. 意思決定プロセス　18
3. 意思決定の行動論的フレームワーク　18
4. シェアード・デシジョン・メイキング　19
5. オタワ個人意思決定支援ガイド　19
6. Benner による「援助役割」　19

第2章　意思決定支援における9つのスキルと30の技法　21

1　9つのスキルと30の技法の使い方　22

- 意思決定支援の3段階　22
- すべてのスキル・技法を網羅的に用いるのではなく，状況に合わせて選択して用いる　25

意思決定支援における9つのスキルと30の技法　27

スキル1　感情を共有する　31
- 技法1　感情を浮かび上がらせる　32
- 技法2　表出された感情と向き合う　34
- 技法3　感情を受け止める　36
- 技法4　これまでの療養方法をねぎらう　38

スキル2　相談内容の焦点化につきあう　40
- 技法5　潜在的に抱えている問題の表面化につきあう　42
- 技法6　共有すべき問題の点検　44

- 技法7　療養状況にまつわる価値観の確認　46
- 技法8　患者の療養生活に対する認識を認め肯定的な評価をかえす　47
- 技法9　誤解している認識を解きほぐす　49
- 技法10　意思決定に猶予を与える　51

スキル3　身体状況を判断して潜在的な意思決定能力をモニターする　53

- 技法11　セルフケア能力の査定　54
- 技法12　意思決定の阻害につながる身体状況のアセスメント　56

スキル4　自分らしさを生かした療養方法づくりに向けて準備性を整える　58

- 技法13　患者の基準にあった生活のあり方を導き出す　59
- 技法14　調整を図りながら可能な対処方法を見出す　63
- 技法15　療養生活と向き合うための調整を図る　66
- 技法16　患者自らが療養生活に取り組むための構えづくりにつきあう　68

スキル5　患者の反応に応じて判断材料を提供する　71

- 技法17　問題解決に必要な情報を確認しながら見定める　73
- 技法18　情報提供するタイミングを図る　76
- 技法19　患者が活用できる情報を提供する　78
- 技法20　客観的指標を一意見として伝える　80
- 技法21　対処の緊急性や重要性を伝える　81

スキル6　治療・ケアの継続を保障する　82

- 技法22　医療者間の連携を強化する　83
- 技法23　サポートの求め方を伝える　85
- 技法24　患者のペースに合わせて段階的に取り組むことを伝える　87

目次

スキル7 周囲のサポート体制を強化する 88
- 技法25 サポートのバランスを調整する 89
- 技法26 患者にとっての重要他者を支える 91

スキル8 情報の理解を支える 93
- 技法27 理解しづらい部分をひも解く 94
- 技法28 医学的な知識を理解しやすいかたちに置き換える 96

スキル9 患者のニーズに基づいた可能性を見出す 98
- 技法29 患者のニーズを汲み取り限界ではなく可能性を見出す 99
- 技法30 意思決定の方向性を強める 101

第3章 NSSDMを用いた意思決定支援の実際 103

- **事例1** 標準治療をかたくなに拒否する場合 104
- **事例2** 化学療法の治療継続を迷っている場合 111

付録 価値観ワークショップ 119

- 価値観ワークショップ 120
- ワーク1 自分の価値観に出会う 121
- ワーク2 医療者としての価値観に出会う 122
- ワーク3 患者の価値観に気づく 123

索引 124

装丁・デザイン hotz design inc.

第 1 章

意思決定支援とNSSDM（意思決定プロセスを支援する共有型看護相談モデル）の基礎知識

　看護者として意思決定支援を行うとはどのようなことなのでしょうか？
　この章では，意思決定を理解するための基礎知識と，意思決定支援のガイドとなるNSSDMの概要について解説します。

1 意思決定プロセスを共有するための基礎知識

> **本書で使用する用語の意味**
>
> - **意思決定**：一定の目的を達成するために，複数の代替手段の中から1つの選択をすることによって，意思を明確にして方針を決定すること。意思決定に重要なのは自己の意思をはっきりさせるところにある。
> - **共有**：意思決定を行う患者を巻き込みながら，看護師が相互に影響しあう動的なプロセス。
> - **相談**：患者－看護師関係を基盤として，患者のもっている力を引き出しながら状況に応じた援助を行うこと。
> - **看護者**：看護ケアを行う看護師としての立場と，患者と同じひとりの人間としての立場をあわせもつ存在。

　近年，患者を取り巻く医療環境は，治療方法の複雑化，遺伝子診断に基づいたオーダーメイド医療，治療を受ける医療機関の多様化により，意思決定を迫られる機会が増えています。また，意思決定支援上の特徴として，認知症をもつ患者への情報の伝え方，代理意思決定者が決まらない場合の医療の進め方，若年成人がん患者の発達課題へのかかわりなど，さまざまな難しさがあります。

　このような状況下において，患者は多くの情報に翻弄され何に基づいて1つの選択をしたらよいのかわからずにとまどっている現状があります。一方，医療者はどのように患者の意思決定を支えたらよいのかわからず，ただただ選択肢にかかわる情報提供に力を注いでいるところがあるのではないでしょうか？

　療養相談に持ち込まれることの多いがん患者からの相談内容を例に考えてみると，患者は，不安や恐怖との向き合い方，リンパ浮腫や痛みなどの症状マネジメント，治療に取り組むための準備，標準治療を終えたあとの治療への希求，病期の進行や症状の悪化を予測した療養生活の調整，療養中の社会資源の活用方法，主治医とのコミュニケーション，家

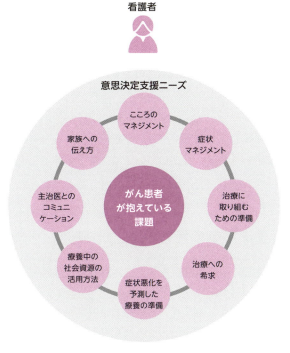

図 1-1 がん療養相談における潜在的な意思決定支援ニーズの様相
患者は多くの課題を抱えており，その課題1つひとつに小さな意思決定場面が存在する。

族への伝え方など多様な課題を抱えています。そして，これらの課題1つひとつに小さな意思決定場面が存在するため，意思決定支援ニーズは潜在的なものとなり，面談当初からはなかなか表面化しづらいといえます（図1-1）。つまり，看護者は，患者が抱えている療養上の課題へ対処するとともに，意思決定支援を同時に行っているというのが臨床の状況といえます。

このような状況を鑑み，筆者は看護者の意思決定支援ガイドとなる「意思決定プロセスを支援する共有型看護相談モデル（Nursing Model for Supporting Shared Decision Making：NSSDM）」を作成しました。本モデルは，がん患者が療養中に自分の気がかりや価値観に気づき

ながら，自分らしい意思決定ができることを目的とした，看護者が用いる意思決定支援ガイドです。NSSDMはがん患者・家族の事例を基盤として作成したものですが，看護援助機能を生かした意思決定支援として構成していますので，がん看護以外の分野においても汎用性があるかと思います。

NSSDMの概要については，次項「2. NSSDMの枠組み」(→9ページ)で解説します。また，看護者が患者の意思決定を共有しながら用いる療養相談の具体的なスキル・技法については，第2章「意思決定支援における9つのスキルと30の技法」(→21ページ)で解説します。

1　知識1　意思決定って何だろう

意思決定(decision making)とは，一定の目的を達成するために，複数の代替手段の中から1つの選択をすることによって行動方針を決定することを意味します。例えば，がん患者が医師より複数の治療方法を提示され，その中の1つを選ばなければならないような場合です。

情報提供の仕方に留意

意思決定という行動は，それにまつわる情報や感情，価値観などに影響を受けることを心得ておきましょう。さらに，医療者は，情報提供する際に「状況的意思決定」と「医学的意思決定」(→18ページ，さらに詳しく ■状況的意思決定と医学的意思決定)の違いに留意する必要があります。

具体的には，医療者の情報提供の仕方が患者の意思決定に影響を与えるため，医学的な判断プロセスを患者にわかりやすく示すことが重要であり，医療者の判断を押し付けるような情報提供にならないよう留意することといえます。

そして，患者によっては医学的根拠に基づいた治療方法の選択ではなく，治療と生活のバランスを検討し，医学的な判断プロセスとは異なる決断をする場合もあるという点について，心得ておく必要があります。

問題・状況を把握し，準備性を整える

　看護者は，患者の意思決定場面だけに断片的にかかわるのではなく，意思決定に至るまでのプロセス全体に働きかける必要があります（→18ページ，さらに詳しく ②意思決定プロセス）。なぜなら，患者が現在抱えている問題や状況を自ら把握し，意思決定の準備性を整えていくことは，意思決定の質を高めるうえで大切なプロセスといえるからです。

　患者によっては，選択肢が複数あることを認識していなかったり，症状が強く判断（決定）できない状態にあったり，自己決定ではなく家族による代理決定を望む場合があります。そのため，看護者は，患者が自分の治療・療養方法を決定する際，患者が複数の選択肢があることを認識しているのか，自己決定できる状態にあるのかということを確認する必要があります。

価値観の確認

　意思決定は，自らがあるべき姿にないこと（不均衡の状態）を知覚することから始まります。そして，自分がおかれている状況を知覚していくプロセスには，さまざまな要因（準拠枠）が影響しており，その１つに価値観があります（→18ページ，さらに詳しく ③意思決定の行動論的フレームワーク）。つまり，適切な意思決定を行うためには，患者自身が自分の価値観を自覚することが必要となります。

　そのためには，医療者から患者に，「これまでどのような信念や目標をもち生活してきたのか」，また「今回の治療選択においてはどのような価値観に基づいて選択しようとしているのか」という点について確認することが意思決定支援において重要となるのです。

2　知識2　患者の意思決定プロセスを共有する方法

　意思決定プロセスの全体に働きかけながら共有していくことの大切さはおわかりいただけたかと思います。では，実際の意思決定支援の方法

として，どのような視点やツールを用いるかという点について説明します。本書で紹介するNSSDMは，シェアード・デシジョン・メイキング（Shared Decision Making：SDM）とオタワ意思決定ガイド（Ottawa Personal Decision Guide）の考えを参考に，看護の視点で意思決定支援を行うモデルとして作成したものです。

シェアード・デシジョン・メイキング（SDM）

患者の意思決定をどのように扱うかという視点について，シェアード・デシジョン・メイキング（SDM）（→19ページ，さらに詳しく ❹ シェアード・デシジョン・メイキング）という概念があります。

これは，患者が自分の病状，選択肢，価値観などと向き合う時間をもつことを重視しており，医師と患者がパートナーとなることや，医師が患者の視点を引き出し，反応することに責任をもつことなどが推奨されています。そして，決定に関するニーズ（すぐに決めるのか，しばらく様子をみるのか），疾病の状況（初発もしくは再発），決定にかかわる人（患者と医師，患者と医療従事者のチーム，その他家族など）に応じて，SDMのあり方が異なってくるといわれています。これは，意思決定の共有の仕方が一定ではなく，患者の状況とそれにかかわる人々との関係性の中で変化することを意味しており，このことを医療者が理解して意思決定支援にかかわることが重要といえます。

このように，意思決定プロセスを共有することは，看護者が行うケアリングを基盤とした看護に類似するところがあり，意思決定支援で看護者の果たす役割は大きいといえます。

オタワ個人意思決定ガイド

現在，さまざまな意思決定支援ツールが開発されています。その1つとしてO'Connorは，患者が自身にとって必要で十分な情報を獲得し，最終的に納得のいく決断をするためのオタワ個人意思決定ガイド（Ottawa Personal Decision Guide）（→19ページ，さらに詳しく ❺ オタワ個人意思決定ガイド）を作成しています。これは，患者が意思決定の課題

に直面していくプロセスを支援する方法として有効性が示されています。

このガイドは，個人のニーズを確かめ，次のステップを計画し，進み具合を把握しながら意思決定にかかわる人たちに自分の考えを伝える際の手助けをするものです。段階的なステップの中で，選択肢の利益とリスクについて，知識，価値，サポート，不確かさ，確実性の観点で重みづけをしながら意思決定の方向性を見出していくかたちとなっています。

このようなプロセスを経て，選択肢に関する情報を整理することは，医療関連情報が多様化する中で重要なかかわりの1つとなります。

3 知識3 看護援助機能を生かした意思決定支援とは

看護者の「援助機能」とは，患者の療養生活を整えるために，患者のもっている力を引き出しながら状況に応じた援助を行うことをいいます。Bennerは，7つの看護実践領域の中の1つとして「援助役割」を示し，援助に関わる8つの能力を提示しています（➡19ページ，さらに詳しく ⑥ Bennerによる「援助役割」）。

この能力の1つとして，「情緒的な変化や状況の変化に応じて患者を指導する役割」があります。これは，状況に合わなくなった対応策を取りやめ，新たな選択肢を提供すること（方向づけ，教育，仲介）を指します。具体的な援助としては，①心理的・文化的仲介者，②目標を治療的に利用する，③治療的なコミュニティをつくり維持する，この3点があげられています[1]。看護者は，このような援助役割を基盤に意思決定支援を行います。この役割をがん療養相談場面で意思決定支援を行う際の具体的なケアに置き換えてみると，以下のとおりとなります。

1 >> 心理的・文化的仲介者 ➡ 表出された感情への対応

- 患者から表出された感情に反応するのではなく，表出された感情を受け止める
- より深い感情の表出を待ちながら，患者と同じ時間を共有し，治療的な人間関係を構築する

- 患者の体験について意味や行動を理解する

2 >> **目標を治療的に利用する** ➡ 感情を整理した後に情報を提示，目標設定につなげる

- 患者が自分の気持ちに気づき，自分自身で回復が感じられるようにするためには，治療経過における適切な時期に適切なレベルの目標を設定する
- 情報提供のあり方としては，患者の価値観を確認し，セルフケア能力・意思決定能力に応じて情報を提供する
- 選択肢のメリットやリスクを伝えるだけでなく，患者のセルフケア能力に応じて情報量を調整し，患者の目標に沿った生活がイメージできるように情報を提示する

3 >> **治療的なコミュニティをつくり維持する** ➡ 意思決定支援に取り組む環境をつくる

- 患者個人にとって実現可能な範囲を探しながら意思決定支援を行う。しかし患者が，同病者の体験をもとに間違って解釈している場合には誤解している部分をひも解くかかわりをする。
- 患者の身体状況が安定している場合には，潜在的なセルフケア能力を引き出すようにかかわる。しかし，病期の進行に伴い身体的苦痛が出現している場合には，症状緩和をはじめ安楽をもたらす介入を優先する（意思決定能力の回復を待つ）
- 患者にかかわる医療者全体で一貫した意思決定支援を行うために，多職種間の人間関係（ネットワーク）を構築し，それを維持する

2 NSSDM の枠組み

　NSSDM は，がん患者の事例を基に看護者が意思決定プロセスを共有しながら支援する技術を体系化した看護相談モデル（図1-2）[2), 3)]です。

　本モデルは，看護者が用いることを想定しているため，適応となる意思決定場面は治療方法の選択に限定したものではなく，症状マネジメントの方法，治療に取り組むための日常生活調整，療養の場などを選択するプロセスにおいても用いることが可能です。

　患者と看護者が意思決定プロセスを共有することの大切さは前項「1. 意思決定プロセスを共有するための基礎知識」（➡ 2 ページ）で述べました。さらに，本モデルの基本的な考え方として，「患者の内部感覚」（どのような状況にあるか）と「看護者の内部感覚」（どのようなスタンスでケアに取り組もうとしているか）をお互いに把握しながら進めていくことがあげられます。

　NSSDM（図1-2）は，以下の 4 つの部分で構成されています。

- 意思決定の準備段階である「意思決定を共有するための患者の条件」（図1-2 中央上）
- 意思決定プロセスにかかわる「患者の内部感覚」（図1-2 左半分）
- 意思決定プロセスにかかわる「看護者の内部感覚」（図1-2 右半分）
- 意思決定支援につながる 9 つの「看護療養相談技術」（図1-2 中央）

　患者と看護者の内部感覚の重なり合いは，患者が意思決定していく世界と看護者が患者の意思決定を支援していく世界を描写しており，お互いの世界を共有しながら看護療養相談技術を用いる様相を表しています。つまり，患者には看護者のケアの方向性や意図性がわかり，看護者には患者が何に基づいて意思決定しようとしているのかということがみえるということを意味しています。

第1章 意思決定支援とNSSDMの基礎知識

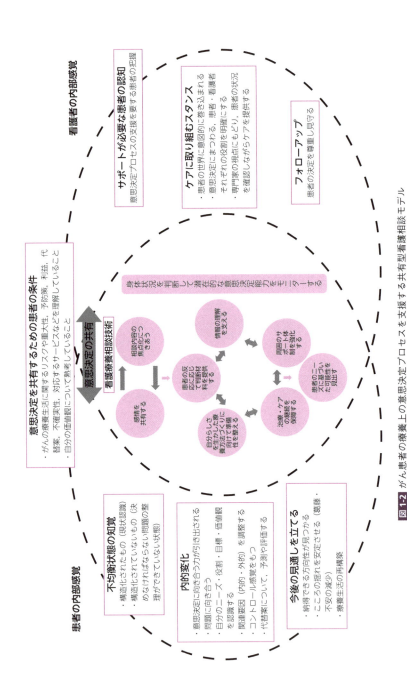

図1-2 がん患者の療養上の意思決定プロセスを支援する共有型看護相談モデル

(川崎優子：がん患者の意思決定プロセスを支援する共有型看護相談モデルの開発．日本看護科学会誌 35：277-285, 2015 を一部改変．川崎優子：がん患者の意思決定支援プロセスに効果的に関与していた相談技術．兵庫県立大学看護学部・地域ケア開発研究所紀要第 24 巻，2017.)

患者の内部感覚（図1-2 左半分）

意思決定に至るまでのプロセスにおける患者の段階的変化を表しています。
　①不均衡状態の知覚（直面している問題は漠然としていたとしても，意思決定に迫られている状況に気づくこと）
　②内的変化（自分の信念，目標，価値観などを明らかにし，それに基づいて自ら決めようという意思をもつこと）
　③今後の見通しを立てる（具体的な方向性を見つけ，気持ちが安定すること）

看護者の内部感覚（図1-2 右半分）

看護者が患者の意思決定プロセスを共有しながら支援していく様相を表しています。以下の①～③の段階的な取り組みがあります。
　①意思決定サポートが必要な患者を認識する（支援が必要な患者を見定め，介入するタイミングを見計らうこと）
　②ケアリングを基盤とした意思決定支援を行う姿勢になる（患者の状況に意図性をもって寄り添い，真のニーズを見定めて介入の方向性を定めること）
　③フォローアップを行う（患者が決定した結論を尊重し，選択した方向性に進むことができるよう見守る）

患者の意思決定に向けて用いる看護療養相談技術（図1-2 中央）

看護療養相談技術は，以下に示す9つのスキル[4]と30の技法で構成しています。ここでは，まず9つのスキルを示します。

- **スキル1** 感情を共有する
- **スキル2** 相談内容の焦点化につきあう
- **スキル3** 身体状況を判断して潜在的な意思決定能力をモニターする
- **スキル4** 自分らしさを生かした療養方法づくりに向けて準備性を整える
- **スキル5** 患者の反応に応じて判断材料を提供する

> **スキル6** 治療・ケアの継続を保障する
> **スキル7** 周囲のサポート体制を強化する
> **スキル8** 情報の理解を支える
> **スキル9** 患者のニーズに基づいた可能性を見出す

意思決定プロセスにおいては，以下の3段階に分けて用いることになります。

- **第1段階**：真のニーズと意思決定支援の方向性を明確化する

  使用するスキル
  > **スキル1** 感情を共有する
  > **スキル2** 相談内容の焦点化につきあう

- **第2段階**：患者の状況，反応，相談内容に応じて提供するスキルを切り替え，患者の状況に適したスキルが常に提供できるよう調整する（**図1-3**）

  使用するスキル
  > **スキル4** 自分らしさを生かした療養方法づくりに向けて準備性を整える
  > **スキル5** 患者の反応に応じて判断材料を提供する
  > **スキル6** 治療・ケアの継続を保障する
  > **スキル7** 周囲のサポート体制を強化する
  > **スキル8** 情報の理解を支える

- **第3段階**：患者が決定した方向性に進んでいけるようにフォローアップする

  使用するスキル
  > **スキル9** 患者のニーズに基づいた可能性を見出す

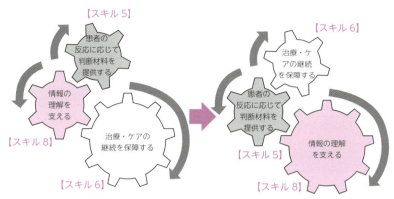

図 1-3 患者の状況に応じて複数のスキルを用いる様相
患者の状況・反応・相談内容に応じて，スキルを切り替える
(川崎優子：がん患者の意思決定支援プロセスに効果的に関与していた相談技術．兵庫県立大学看護学部・地域ケア開発研究所紀要第 24 巻，2017 年 3 月掲載予定)

- **全段階**：患者の意思決定能力に合わせて支援の方向性を修正する

  使用するスキル

  スキル3 身体状況を判断して潜在的な意思決定能力をモニターする

　各スキルの具体的な使い方は，第 2 章「意思決定支援における 9 つのスキルと 30 の技法」(➡ 21 ページ) で説明します。

　なお，意思決定支援の際の留意点として，セルフケア能力が低下している人，高齢者などの場合には「自分自身では意思決定せず，誰かに決定を委ねる」というスタイルの場合もあるということを認識しておく必要があります。

3 意思決定支援を始める前の心構え

　慢性疾患の場合，患者の療養生活は，診断，治療，再発などをきっかけに，複数の意思決定場面を繰り返し経験することになります。看護者は，このようなプロセスの中で患者の療養相談に応じながら，意思決定支援を行います。

　療養相談場面においては，1つの面談の中で複数の相談内容が浮かび上がることがあります。また，がん患者の意思決定場面は，面談当初から明確に表現されるものではなく，療養生活上の課題に関する相談が発端となり，それにまつわる意思決定場面が浮かび上がってくることが多いものです。

　1つ例をあげてみましょう。

　相談開始時，患者は「手術待機中なのですが，その間にがんがどんどん進行してしまうのではないかと不安で…」と語り始めました。さらに語りを促していくと，「外来診察時には『手術を受けます』と返事をしましたが，今になって放射線治療＋抗がん剤治療の方がよかったのではないかと思い，もし変更するなら今しかないかなと…でも1度手術をお願いしたのに気持ちが変わりましたと言ったら…」と，相談内容が不安から，治療選択の意思決定へと移り変わり，患者が抱えている真の問題が表面化しました。

　このように，看護者が意思決定支援を行う場合，療養相談の延長に意思決定支援があるという位置づけで捉える必要があります。つまり，意思決定支援だけを取り出して実践するのではなく，患者の療養生活を整えながら意思決定支援をする姿勢が大切なのです。具体的な心構えについて意思決定支援のプロセスに沿って説明します。

1 意思決定プロセスにおいて支援が必要となる患者を見きわめ，患者を取り巻く環境を理解する

- 患者が，治療や療養方法をどのように現状認識しているのか確認します
- 患者から，現在直面している問題についての語りが明確な場合と不明確な場合があります。抱えている問題や相談内容が不明確な（構造化されていない）場合には，主たる問題の関連要因を含めた全体像を把握するために情報収集を行います。
- 患者が，療養生活に関するリスクや重大性，予防策，利益，代替案，不確実性，対応するサービスなどをどの程度理解しているか確認します。
- 患者が自らの価値観に気づけるように支援します。

> **主に使用するスキル**（➡ 23 ページ）
> **スキル1** 感情を共有する
> **スキル2** 相談内容の焦点化につきあう

＊がん患者でセルフケア能力が高い場合には，Web サイト「がんになっても・・・あなたらしく納得のいく生活を送るために〜意思決定の進め方〜」(http://sdminoncology.sub.jp/) を用いて，セルフチェックを促す方法もある（こちらの Web サイトでは，①"こころ"の安定を取り戻す，②現在の状況を確認する，③方向性を決めるための道しるべの 3 つの Step が示されている。また，がん関連情報へのリンク先表示がある）。

2 患者の意思決定プロセスを共有する

- 患者からの相談内容や抱えている問題の状況に応じて，NSSDM に含まれている看護療養相談技術（➡ 21 ページ，詳細は第 2 章）を用いて意思決定支援を行います。
- 意思決定支援のプロセスの中で常に留意しておくべきことは，次の 3 点です。
  ①患者の状況に意図性をもって沿う（患者の世界に入り，状況を把

握する〕
　　②意思決定に向けて患者・看護者それぞれの役割を明確にする
　　③専門家の視点から患者の状況を確認しケアを提供する
- 患者の意思決定プロセスを看護者が共有する際には，患者の中で起こっている内的変化〔意思決定に向き合う力が引き出される，問題に向き合うようになる，自分のニーズ・役割・目標・価値観・役割を認識する，関連要因（内的・外的）を調整する，コントロール感覚をもつなど〕を捉えながら対応します。
- 患者のニーズに応じて情報提供を行うときには，その情報が本当に患者に必要なものかどうかを見きわめてから提供します。

主に使用するスキル（→ 23 ページ）

- **スキル4** 自分らしさを生かした療養方法づくりに向けて準備性を整える
- **スキル5** 患者の反応に応じて判断材料を提供する
- **スキル6** 治療・ケアの継続を保障する
- **スキル7** 周囲のサポート体制を強化する
- **スキル8** 情報の理解を支える

3 患者の決定を尊重し見守る

- 患者が，「今後の方向性について決定する」もしくは「納得できる方向性が見つかる」状況になったことを確認します。
- 意思決定プロセスにおけるこころの揺れ（葛藤・不安など）を安定させるよう働きかけます。
- 今後の療養生活の再構築ができるようサポートします。
- 最終的には患者自身が決定した結論を尊重して見守ることになりますが，この結論には「自分自身では意思決定せず，誰かに決定を委ねる」ということも含めて捉える必要があります。

> **主に使用するスキル**（→ 23 ページ）
>
> **スキル9** 患者のニーズに基づいた可能性を見出す

[引用文献]

1) Benner P：From Novice to Expert：Excellence and Power in Clinical Nursing Practice. Prentice Hall, 1992. 井部俊子監訳：ベナー看護論　新訳版　初心者から達人へ. pp.41-65. 医学書院, 2005.
2) Kawasaki Y：Consultation techniques using shared decision making for patients with cancer and their families. Clinical journal of oncology nursing 18（6）：701-706, 2014. 一部改変
3) 川崎優子：がん患者の意思決定プロセスを支援する共有型看護相談モデルの開発. 日本看護科学会誌 35：277-285, 2015. 一部改変
4) 川崎優子：がん患者の意思決定支援プロセスに効果的に関与していた相談技術, 兵庫県立大学看護学部・地域ケア開発研究所紀要第 24 巻, 2017.

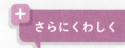

1 状況的意思決定と医学的意思決定

状況的意思決定	・人は,論理と直感をあわせもつ存在であるため,意思決定の問題を理論的に解決することは不可能である。 ・また,人によって「問題」の表し方や切り取り方が千差万別で無限にあるため,同一問題であっても,切り取り方 (framing) により意思決定の結果が異なる。 　例 治療のメリットとデメリットの表現方法として,A 治療法の場合,「40% の人に効果があります」と伝えるか,「60% の人には効果がありません」と伝えるかによって,印象が異なる。 　例 同じ乳がん患者であっても,30 代/60 代(年齢),パート勤務/管理職(職務内容),片働き/共働き世帯(経済状況),単身世帯/2 世帯同居(同居形態)などによって,長期間にわたる術後補助療法を受けるか否かという決断の仕方が異なる。
医学的意思決定	・医学の分野において,診断という 1 つの判断が重要な位置づけとなっており,検査や測定の結果など多くの量的側面がある。 ・個別的で特有の状況の中で意思決定が行われ,量的というよりも質的な側面が優越していたとしても,医学は科学であり,量的・数理的側面をもつという前提のもとに,意思決定を捉えている。 　例 遺伝子レベルで,病気のかかりやすさ,薬の効きやすさ,予後などがわかるようになってきているが,あくまでも疫学データに基づく判断である。 　例 個々の患者が抱えている個別的な問題をふまえて治療方法を検討する場合であっても,各種治療ガイドラインに示されている標準治療法に基づいてすすめられる。

(松原望:シリーズ<意思決定の科学> 1　意思決定の基礎. (pp19, 38). 朝倉書店, 2001. を参考に作成. 例は筆者による)

2 意思決定プロセス

意思決定プロセスは,①問題と状況の把握,②目標水準の設定,③目標達成(問題解決)のための行動可能案(代替案)の探索,④各可能案の結果の予測,⑤予測結果の評価に基づく選択的決定からなるといわれている[1]。

3 意思決定の行動論的フレームワーク

Elbing の意思決定プロセス[2]をがん患者の意思決定プロセスに置き換えてみると,(1) 意思決定者となる患者が直面している問題(このまま治療を継続することに対する迷いの気持ち)に気づく,(2) 問題に関連した情報を整理して解決しなければならない問題(情報不足,サポート不足など)を明確にする,(3) 誰(患者の身体/心理,家族,医療者)の問題であるか明確化し長期の問題と短期の問題を区別する,(4) 患者や家族が受け入れ可能でありできるだけリスクの少ない解決策(治療の変更,継続,中止など)を選択する,(5) これまでのプロセスを評価しながら選択した解決策を実行する,というようなプロセスとなる。

このようなプロセスは,患者自身の「準拠枠(frame of reference)」に影響されることを認識しておく必要がある。「準拠枠」とは,態度,規範,価値,信念,恐

れ，目標などすべての内部的要因と，他人，場所，物理的環境などの外部的要因である[3]。患者が自己の「準拠枠」を正しく自覚することは，直面している課題を客観的なものとし，適切な意思決定を導くためにきわめて重要なことであるといわれている。

4 シェアード・デシジョン・メイキング

　Shared Decision Making（以後 SDM）は，1980 年代に初めて記述され，「患者中心の根拠に基づいた決定を保障するための患者（と家族）とヘルスケアチームとの相互作用である」と定義され[4]，患者の要件について①避けるべきリスクや病気または状態の重大性について理解していること，②予防サービスや含まれるリスク，利益，代替案（選択肢），不確実性について理解していること，③可能性のある利益や害と考えている自分自身の価値についてよく吟味していることをあげている[5]。

5 オタワ個人意思決定支援ガイド

　このガイドは，患者が自身にとって必要で十分な情報を獲得し，最終的に納得のいく決断をするための支援ガイドであり，①意思決定を明確にする，②意思決定を探る，③自分の意思決定のニーズ（準備状態）を見きわめる，④ニーズをもとに次のステップを計画する，という 4 段階のステップで構成されている[6]。

6 Benner による「援助役割」

　Benner は患者の回復に看護師が建設的な効果をもたらした現象を分析して，31 の看護師の能力，7 つの看護実践領域をあげている。その第 1 の役割が「援助という役割（The Helping Role）」である。「援助役割」は，①ヒーリングの関係，②患者が疼痛や衰弱に直面したときに安心を与え，患者の人間性を守る，③付き添い，④回復に向かう過程で，患者自身の関与を最大限に引き出し，自律しているという自覚と自信を与える，⑤痛みの種類を見きわめ，疼痛管理とコントロールの適切な対応策を選択する，⑥触れることによって安楽をもたらし，コミュニケーションを図る，⑦患者の家族を情緒面と情報面で援助する，⑧情緒的な変化や状況の変化に応じて患者を指導する，以上 8 つの能力を含む[7]。

[引用文献]
1) 杉正孝：意思決定 Decision-Making：看護 MOOK 18 看護過程：51-55. 1986.
2) Elbing AO：*Behavioral Decisions in Organizations*. Scott, Foresman & Co. 1970.
3) 宮川公男：意思決定論　基礎とアプローチ．pp.55-56．中央経済社, 2005.
4) Makoul G., Clayman ML：An integrative model of shared decision making in medical encounters, Patient Education and counseling 60 (3)：301-312. 2006
5) Sheridan SL, Harris RP, Woolf SH, Shared Decision- Making Workgroup of the U.S. Preventive Services Task Force：Shares decision-making about screening and chemoprevention：A suggested approach from the U.S. Preventive Services Task Force. The American Journal of Preventive Medicine 26 (1)：56-66. 2004.
6) Ottawa Hospital Research Institute：Ottawa Personal Decision Guide©2015 http://decisionaid.ohri.ca/decguide.html（2017 年 1 月 15 日アクセス）
7) Benner P：From Novice to Expert：Excellence and Power in Clinical Nursing Practice.Prentice Hall, 1992. 井部俊子監訳：ベナー看護論　新訳版　初心者から達人へ．pp.41-65．医学書院, 2005.

第2章

意思決定支援における9つのスキルと30の技法

この章では看護者が行う意思決定支援として必要な9つのスキルと30の技法について，がん患者の療養相談場面を用いて具体例をあげながら述べます。

1 9つのスキルと30の技法の使い方

　意思決定プロセスを支援する共有型看護相談モデル（NSSDM）の全体像は，前項「2. NSSDMの枠組み」で概説しました（➡9ページ）。この章では，がん患者の療養上の意思決定場面を想定して，看護療養相談技術（➡10ページ，図1-2 中央部分）の用い方を解説します。この技術は図2-1に示すとおり，9つのスキルと30の技法で構成しています。

意思決定支援の3段階

　意思決定支援は，「患者の意思決定に向けて用いる看護療養相談技術」（➡11ページ）の項で解説したとおり，段階的に取り組みます。ここでは，各段階における技術の使い方について，もう少し具体的に説明します。

・第1段階：意思決定支援の方向性を見出す

　真のニーズと意思決定支援の方向性を明確化します。

　患者が抱えている問題を整理し，意思決定にかかわる真のニーズを引き出します。

使用するスキル
- スキル1 感情を共有する
- スキル2 相談内容の焦点化につきあう

・第2段階：意思決定に必要な選択的支援

　図2-1の内にある5つのスキルを，患者の状況，反応，相談内容に応じて必要度の高い技術から順に提供します。

　このとき，看護者には必要度の高い技術を見分ける能力が求められます。さらに，5つのスキルは一定の循環サイクルとして用いるのではなく，患者の状況や反応に応じて強弱をつけながら複数のスキルを同時に用いることもあります。

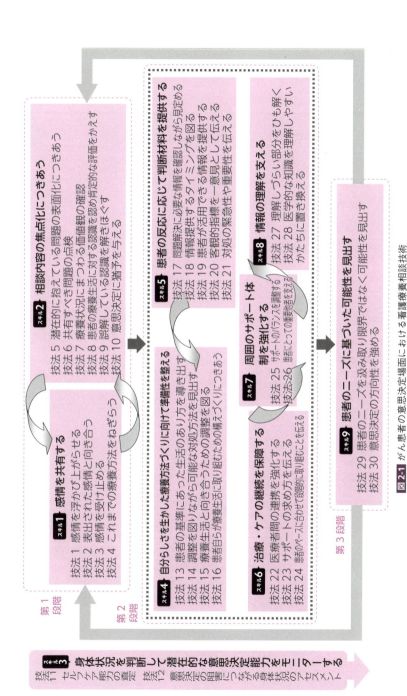

図 2-1 がん患者の意思決定場面における看護療相談技術

(Kawasaki Y: Consultation techniques using shared decision making for patients with cancer and their families. Clinical Journal of Oncology Nursing18(6): 701-706, 2014 を一部改変. 川崎優子: がん患者の意思決定支援プロセスに効果的に関与しうる相談技術. 兵庫県立大学看護学部・地域ケア開発研究所紀要第 24 巻. 2017.)

> **使用するスキル**
>
> **スキル4** 自分らしさを生かした療養方法づくりに向けて準備性を整える
> **スキル5** 患者の反応に応じて判断材料を提供する
> **スキル6** 治療・ケアの継続を保障する
> **スキル7** 周囲のサポート体制を強化する
> **スキル8** 情報の理解を支える

・第3段階:最終的な意思決定の確認

患者が決定した方向性に進んでいけるようにフォローアップします。

意思決定というゴールを患者とともに導き出すことになります。患者によっては,ある方向性が定まったとしても,がんの進行に伴い患者の身体状況,セルフケア能力,療養環境などが変化し,一度決定した方向性に進めなくなることがあるため,このスキルは最終段階として大切なものです。

> **使用するスキル**
>
> **スキル9** 患者のニーズに基づいた可能性を見出す

・全段階:意思決定能力のモニタリング

患者の意思決定能力に合わせて支援の方向性を修正します。

> **使用するスキル**
>
> **スキル3** 身体状況を判断して潜在的な意思決定能力をモニターする

扱う問題の性質が複雑な場合には,**図2-1**(➡ 23ページ)に示したスキルを段階的に用いるだけでなく,新たな問題が発生した場合には第1段階にある【**スキル1 感情を共有する**】に戻り,再び一連のプロセスを繰り返しながら意思決定支援を行うことが必要な場合もあることに留意してください。

すべてのスキル・技法を網羅的に用いるのではなく，状況に合わせて選択して用いる

　療養相談の開始から患者の意思決定に至るまでのプロセスにおいて，9つのスキルの使用方法をフローチャートに示しました（図2-2）。9つのスキルを使うプロセスでは，以下の3つの指標（図2-2の◆部分）について判断しながら次のステップに進むことになります。

　　・支援の方向性が明確であるか
　　・意思決定に向けて不足している点があるか
　　・意思決定の準備が整っているか

　このフローチャートに示すとおり，意思決定支援のプロセスの中で9つのスキルをすべて使うのではなく，患者の状況（療養生活の準備不足，選択肢に関する情報理解の難しさ，医療者の支援不足，周囲の支援体制不足など）に応じて必要となるスキルを用います。つまり，段階的にすべての技術を使おうとするのではなく，患者の状況に合わせて必要な技術を用いる姿勢が大切です。

　しかし，図2-2内に示した＊のスキル【スキル1　感情を共有する】【スキル2　相談内容の焦点化につきあう】【スキル3　身体状況を判断して潜在的な意思決定能力をモニターする】については意思決定支援を方向づけるスキルとなるため必ず用いる必要があります。

　また，患者の身体状況や療養環境が変化し，意思決定の方向性に変更が生じた場合には，再び最初のプロセスに戻り，フローに基づいて進んでいくことになります。

　では，9つのスキルと30の技法について，がん患者の療養相談場面を用いて具体例をあげながらみていくことにしましょう。

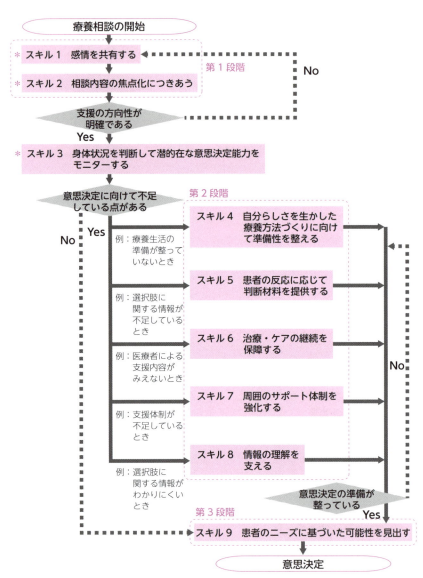

図 2-2 意思決定場面において用いる9つのスキルのフローチャート

- 3つの指標「支援の方向性が明確であるか」，「意思決定に向けて不足している点があるか」，「意思決定の準備が整っているか」（◆部分）について判断しながら次のステップに進む
- ＊の技術については意思決定支援を方向づけるスキルとなるため必ず用いる
- 患者の身体状況や療養環境が変化し，意思決定の方向性に変更が生じた場合には，再び最初のプロセスに戻りフローに基づいて進んでいく

意思決定支援における9つのスキルと30の技法

①, ②, ③ は技法における具体的なかかわり

スキル1 感情を共有する (31ページ)

技法1 感情を浮かび上がらせる
① 感情の表出を促す
② 抑圧された感情を表面化させる
③ 自分の感情に気づくことができるように感情を確かめる作業をともに行う
④ 面談中に変化していく患者の気持ちを確認する
⑤ 患者自身が対話の中で自分の気持ちに気づくときを待つ

技法2 表出された感情と向き合う
① 感情を引き起こしている原因を探る
② 気持ちの確認作業につきあう
③ 感情的な反応が安定するのを待つ

技法3 感情を受け止める
① 現在の気持ちをそのまま受け止める
② 表面化してきた感情に合わせて反応する

技法4 これまでの療養方法をねぎらう
① これまで頑張ってきたことをねぎらう
② 肯定的なフィードバックをかえす

スキル2 相談内容の焦点化につきあう (40ページ)

技法5 潜在的に抱えている問題の表面化につきあう
① ライフヒストリーを聞きながら問題の背景要因となることが表出できるよう促す
② 家族からの要望が強い場合には患者の意向を確認する

技法6 共有すべき問題の点検
① 複数の問題を抱えている場合には問題間の関係性を整理する
② 問題の本質を見きわめながら優先度の高い問題を導き出す
③ 患者が問題に直面し生活やこころに影響を及ぼしていないか確認する
④ 患者が抱えている問題の中で看護者が介入できる部分を明確化する

技法7 療養状況にまつわる価値観の確認
① 患者のニーズや大切にしている価値観を確認する

技法8 患者の療養生活に対する認識を認め肯定的な評価をかえす
① 患者の療養生活について受容的なアプローチをする

② 患者が決めた方向性・方略を支持する
③ 患者の療養生活についてできている部分を認め，肯定的な評価をかえす

技法 9 誤解している認識を解きほぐす
① 誤解や混乱している部分を明らかにする
② 認識の誤っている部分を修正するために，正確な情報を随時提供する

技法 10 意思決定に猶予を与える
① 最終的な意思決定をするまでに時間的猶予があることを提示する
② 選択肢をもとに家族と相談する時間をつくる
③ 複数の選択肢について段階的に検討していく方法を伝える

スキル3 身体状況を判断して潜在的な意思決定能力をモニターする (53ページ)

技法 11 セルフケア能力の査定
① 療養生活における対処方法を確認する
② 患者のセルフケア能力，理解力，問題解決能力などを査定する

技法 12 意思決定の阻害につながる身体状況のアセスメント
① 病気や治療にまつわる現状の確認
② 治療経過・病状認識・知識量などの確認
③ 症状の誘発要因の探索
④ 心身のアセスメント
⑤ 意思決定を阻害している要因の探索

スキル4 自分らしさを生かした療養方法づくりに向けて準備性を整える (58ページ)

技法 13 患者の基準にあった生活のあり方を導き出す
① 今までの生活を尊重する姿勢を示す
② これまで患者が行ってきた療養生活上の方略を確認する
③ 患者の療養生活に対する構えを確認する
④ 身体感覚のとらえ方を確認する
⑤ 患者の方略をもとに今後の療養生活の方法についてともに考える
⑥ 患者のQOLが維持できるラインをともに考える
⑦ 患者の受け入れ可能なラインをともに検討する
⑧ 患者の意思・価値観を尊重できるかたちでの療養方法を模索する
⑨ 家族の要望が強い場合には患者の気持ちを家族へ代弁する

技法 14 調整を図りながら可能な対処方法を見出す
① 治療に伴う副作用を想定し対応策をともに考える
② 患者の希望する生活設計が実現できるような対処方法を検討する
③ 治療に専念できる環境調整について検討する
④ 他者のサポートとして受け入れられる範囲を探す
⑤ セルフケア能力が発揮できるような療養方法を提案する

技法 15 療養生活と向き合うための調整を図る
- ① 身体感覚の感受性を高める
- ② 心身のリラクゼーションを促す
- ③ 症状のセルフモニタリングの必要性を伝える

技法 16 患者自らが療養生活に取り組むための構えづくりにつきあう
- ① 先の見通しが立てられるよう多角的観点から情報提供を行う
- ② 患者の特性に応じた方略を具体的に提示する
- ③ 今後の療養生活についてイメージ化を促しながらシミュレーションを行う
- ④ 行動に移せない場合には代行する

スキル5 患者の反応に応じて判断材料を提供する (71 ページ)

技法 17 問題解決に必要な情報を確認しながら見定める
- ① 患者の目標を達成するために必要な情報を探す
- ② 情報の妥当性を確認する作業につきあう
- ③ 患者の反応, 認識, 理解度, 意思, 価値観, 家族の介護力をみながら提供する情報量を調節する
- ④ 視野を広げて考えられるように配慮する

技法 18 情報提供するタイミングを図る
- ① 患者が情報を聞く余裕があるか確かめる
- ② 情報提供前に患者の情報処理・判断能力を確認する
- ③ 患者にとっての受け入れやすい情報の判断基準を引き出す

技法 19 患者が活用できる情報を提供する
- ① 信頼性のある情報にアクセスできるようリソースを紹介する
- ② 治療や症状に個人差があることを説明する
- ③ 今後起こりうる可能性があることについてイメージ化を促す

技法 20 客観的指標を一意見として伝える
- ① 医学的な判断基準を示す
- ② 専門家としての客観性を示す

技法 21 対処の緊急性や重要性を伝える
- ① 予測できる有害事象をあらかじめ提示し早期対応の必要性を示す
- ② 症状コントロールの重要性について説明する

スキル6 治療・ケアの継続を保障する (82 ページ)

技法 22 医療者間の連携を強化する
- ① 医療者間の連携を図り, 意思決定にまつわるケアが継続できるよう調整する
- ② 治療や療養の場所が変わっても, 継続したケアが受けられるよう調整を図る

技法 23 サポートの求め方を伝える
- ❶ サポートしたい意向を伝える
- ❷ 自分で抱え込まず相談することの大切さを伝える
- ❸ 在宅療養中にサポートを求める基準を提示する

技法 24 患者のペースに合わせて段階的に取り組むことを伝える
- ❶ 新たな生活を再構築するために段階的に療養方法を整えていく方略を提示する

スキル7 周囲のサポート体制を強化する (88ページ)

技法 25 サポートのバランスを調整する
- ❶ 患者が活用できそうなソーシャルサポートネットワークを探索する
- ❷ セカンドオピニオン外来の活用を提示する

技法 26 患者にとっての重要他者を支える
- ❶ 家族が支援者になれるようサポートする
- ❷ 家族に患者の気持ちに向き合う方法を伝える
- ❸ 患者に"真実を伝える"ことについて家族と検討する

スキル8 情報の理解を支える (93ページ)

技法 27 理解しづらい部分をひも解く
- ❶ 患者が関心をもっている情報を確認する
- ❷ 患者にとって理解しにくい部分の情報を補足説明する
- ❸ 情報を分割して段階的に提供する

技法 28 医学的な知識を理解しやすいかたちに置き換える
- ❶ 治療方針についてイメージしやすい情報を提示する
- ❷ 医学用語をわかりやすく解説し身体の理解を促す

スキル9 患者のニーズに基づいた可能性を見出す (98ページ)

技法 29 患者のニーズを汲み取り限界ではなく可能性を見出す
- ❶ 患者の変化を読み取りながら解決の糸口を見つける
- ❷ 患者自身ができることについて,あらゆる角度から可能性を探る

技法 30 意思決定の方向性を強める
- ❶ 1つの方法を選択した場合の生活のイメージ化を促す
- ❷ 見えてきた方向性を確認する
- ❸ 継続していく意思を強化する

スキル1

感情を共有する

意思決定支援においてまず大切なのが，感情を共有することです。看護者にとって患者の気持ちを傾聴することは，一見当たり前のように感じるかもしれません。

しかし，療養相談場面において，患者の気持ちを聞くことよりも先に情報提供を行っているというようなことがありませんか？ 例えば，患者から「セカンドオピニオンにかかりたいので施設を教えてほしい」と言われ，なぜそのような思いに至ったのかを確認せずに施設のリストを渡してしまうようなことはないでしょうか。

たとえ患者からの相談内容が明確であったとしても，そのような考えに至るまでのこころの動き（感情）について尋ねてみることで，患者の抱えている真の問題がみえてきます。一方的な情報提供にならないためには，意思決定支援を始める際にこのスキルを用いて患者の本音を聞かせてもらうことが重要となります。

この【スキル1 感情を共有する】は，患者が自らの感情に気づき向き合うことができるように，以下の技法を含みます。

- 技法1 感情を浮かび上がらせる
- 技法2 表出された感情と向き合う
- 技法3 感情を受け止める
- 技法4 これまでの療養方法をねぎらう

感情を浮かび上がらせる

　人が健康問題を抱えたとき，病気や治療に伴う身体的苦痛とともに不安・恐れ・落ち込み・焦り・とまどい・疑心暗鬼・不信感・拒否感・抵抗感・悲観・希望などの感情的反応が起こりやすいものです。しかし，患者がこのような感情を無意識に抑圧してしまったり，患者自身もその感情に気づいていないことがあります。このような場合には，患者が抱えている真の問題が見えにくくなるため，看護者は患者の抱えている感情を浮かび上がらせるようなかかわりが必要です。

　具体的には，以下に示す❶～❺に示すかかわりを段階的に進めていきます。

　❶❷により患者の感情が確認できたら，❸により患者がその感情を自覚できるように働きかけ，❹により感情の変化を捉えていきます。そして，最も重要なのは，感情を引き出そうと無理強いするのではなく，❺により患者のペースに合わせながら本音を聞かせてもらうという姿勢でかかわることです。

❶ 感情の表出を促す
❷ 抑圧された感情を表面化させる
❸ 自分の感情に気づくことができるように感情を確かめる作業をともに行う
❹ 面談中に変化していく患者の気持ちを確認する
❺ 患者自身が対話の中で自分の気持ちに気づくときを待つ

- 実践例

❶ 感情の表出を促す

- 「○○について，今はどのようなお気持ちですか」
- 「○○について，不安を感じられているのでしょうか」

- 「そのような体験をされ，辛かったですよね」

❷ 抑圧された感情を表面化させる

- 「何かご心配なことはありますか」
- 「それは，ご自身の考えで決められたことですか」
- 「拝見したところ，すっきりされていないような印象を受けるのですが，何か気になることがありますか」

＊❶の技法とは異なり，患者の気持ち（感情）が抑圧されているように感じられたとき（例：医療者からの勧めや家族の意向が強いように感じられるような場合）に用いる。

❸ 自分の感情に気づくことができるように感情を確かめる作業をともに行う

- 「○○に対してとまどわれているのですか」
- 「病気になったことにより，社会の中で何か取り残されてしまうような感じがするのでしょうか」

＊患者の言動から感じとれたことを表現し，そのような気持ちが存在しているのか尋ねてみる。

❹ 面談中に変化していく患者の気持ちを確認する

- 「なぜ，そのようなお気持ちになられたのか，お聞かせいただけますか」
- 「お話を伺っていると，お体がつらくて家事が思うようにできないためイライラする気持ちと，ご家族に対して申し訳ない気持ちの両方があるように感じましたが，そのような感じでしょうか」

＊感情は，状況に応じて変化していくことがあるため，面談中に気持ちが揺れ動く様相がみられたら，そのことを言語化して患者自身も自覚できるように促す。

❺ 患者自身が対話の中で自分の気持ちに気づくときを待つ

- 「（免疫療法の情報を求められた場合，直ちに免疫療法の話題を展開するのではなく）化学療法をしなくなると，がんが身体の中で広がってしまうのでないかと焦られているのでしょうか」
- 「今は，もう少し化学療法を継続したいというお気持ちでしょうか」

＊❸❹の技法を用いながら，浮かび上がってきた感情をつきつけるのではなく，患者が自然に気づいていけるように，みえてきた感情を表現していく。

＊患者の気持ちを看護者が推測して表現するときには，過大に解釈して表現しないように注意する。

表出された感情と向き合う

　患者が抱えている本当の気持ちにふれることができたら，すぐに相手のことを理解したつもりになるのではなく，表出された感情に丁寧に向き合うことが大切です。なぜそのような感情をもつに至ったのか，その感情は一時的なものなのか，状況が変われば新たな感情が浮かんでくる可能性があるのかなど，患者の感情を丁寧に扱いながら，患者の気持ちが安定し，看護者の発言が耳に入るようになる時期を待つ姿勢が重要となります。

　具体的には，以下❶〜❸に示すかかわりを段階的に進めていきます。
　❶により感情が何によって引き起こされているのかを探りながら会話を進め，❷により患者自身がそのことを理解できるように働きかけ，❸により揺れ動いている感情が気持ちへと移り変わっていく様相を見守ります。

---
❶ 感情を引き起こしている原因を探る
❷ 気持ちの確認作業につきあう
❸ 感情的な反応が安定するのを待つ

- 実践例

❶ 感情を引き起こしている原因を探る

- 「そのようなお気持ちになられたのは，いつからですか」
- 「眠れなくなったことの原因について，何か思いあたることはありますか」
- 「突然がんと宣告され，これまでの人生を振り返られる中でお身内の方のことを思い出されたのですか」

※患者から表出された感情が何により引き起こされているのか，その原因となることを探しながら会話を進めていく。

❷ 気持ちの確認作業につきあう

- 「再発の話を聞かされて,動揺されたのですね」
- 「新しい治療に関する説明を受けて,気持ちが揺らいでいるのですね」

＊技法1の❸❹との違いは,すでに患者が表出し自覚している感情を取り扱うという点である。患者が自らの感情に気づいて行動できるよう,感情と向き合う作業を一緒に行う。

❸ 感情的な反応が安定するのを待つ

- 「副作用が心配で,治療を受けるかどうか迷われているのですね」
- 「ご家族の意見を聞かれて,もう一度考え直してみようというお気持ちになられたのですね」
- 「臨床試験の話を聞いてから,再び治療内容について迷われるようになったのですね」

＊患者の気持ちが揺れ動いているときは,その様相を共有し,状況を整理しながら気持ちが安定するまでつきあう。

感情を受け止める

　患者が今の心境について語り始めたら,その感情を客観的に判断する前に,まずはまるごと受け止める姿勢が必要となります。人は,自分の抱いている感情を誰かに受け止めてもらうことにより,こころにゆとりがうまれてくるものです。そして,自分の気持ちがわかってもらえたと感じると,さらに自分のことを語ろうとします。しかし,感情を受け止めずに客観的に批評したりすると,人はこころを閉ざしてしまい,それ以上語ろうとしなくなります。

　例えば,患者から「先生から治療の説明を聞いたけど,よくわからないので治療は受けたくないです」とネガティブなメッセージを聞いたとき,患者の気持ち(感情)に焦点をあてるのではなく,「どの説明がわからなかったのですか？　それはですね〜」とついつい説明モードになっていることはありませんか？　このように,看護者が患者の気持ち(感情)に向き合わないと,患者はその話題についてそれ以上話そうとしなくなってしまうため,注意する必要があります。

　そして,患者から肯定的な感情が表出された場合はともに喜び,否定的な感情が表出された場合はともに悲しむ姿勢が重要となります。看護者は,患者の肯定的な反応よりも否定的な反応に目を向け,介入しようとする傾向がありますが,肯定的な反応にも目を向け共有する姿勢が,感情を受け止める際には重要です。

　具体的には,以下 ❶ ❷ に示すかかわりとなります。

❶ 現在の気持ちをそのまま受け止める
❷ 表面化してきた感情に合わせて反応する

- 実践例

① 現在の気持ちをそのまま受け止める

- 「それは，さぞおつらかったでしょうね」
- 「そのような対応をされたので，不信感をもたれているのでね」
- 「他の患者さんの体験を聞かれて，抗がん剤に抵抗感をもたれているのですね」

  * 患者の認識が誤っていたり，矛盾するような言動があったとしても，まずは表出された感情をまるごと受け止めることが大切である。

② 表面化してきた感情に合わせて反応する

- 「そのようなお気持ちになられてよかったですね」
- 「これまでのお話を伺い，そのようなお気持ちになられた理由がよくわかりました」
- 「今後の生活において，少しでも希望となるものが見つかってよかったですね」

これまでの療養方法をねぎらう

　患者が過去の療養生活について繰り返し長く語るとき，看護者は話が先に進まないような感覚となり，確認したい内容に話題を転換させようとして質問をかぶせてしまうことはありませんか？　例えば，がんの痛みに対する服薬状況について確認したとき，「リウマチで関節が痛いときには，痛み止めの薬をあまり使わないようにしていました。それで，家事をするときには…」と語り続ける患者に対して，「それで，がんの痛みについてはどうでしたか？」と話題を切り替えてしまうようなことはないでしょうか。この場合，患者がリウマチによる痛みの体験を繰り返し語ることには意味があり，患者の中でリウマチによる痛み体験とがんによる痛み体験がどのように関連しているのだろうかという疑問をもち，傾聴する姿勢が大切になります。

　病に対峙しながら治療に取り組んできた様相がみえる患者の場合，看護者はここまで頑張ってきたことに対してねぎらいの言葉をかけながら，さらなる感情の共有へとつなげていく必要があります。

　また，患者がこれまでの療養生活の取り組みに対して不全感を抱いているような場合には，取り組みの詳細を確認し，できている部分や以前より改善している部分に対して，肯定的なフィードバックを返していくと，患者の視点が広がり肯定的な感情の部分が引き出されます。

　具体的には，以下❶❷に示すかかわりとなります。

❶ これまで頑張ってきたことをねぎらう
❷ 肯定的なフィードバックをかえす

- **実践例**

① これまで頑張ってきたことをねぎらう

- 「そのような状況下で,これまでよく頑張られましたね」
- 「副作用はつらかったと思いますが,よく乗り切られましたね」
- 「記録を詳細に残してくださっていましたので,これまでのことがよくわかりました」

＊患者が闘病生活に対するモチベーションを高められるように配慮する。

② 肯定的なフィードバックをかえす

- 「痛みが完全にはとりきれていないため憂鬱なご気分のようですが,夜は眠れるようになったのですね」
- 「職場復帰に対する焦りを感じられているようですが,前回伺ったときと比べると,食べられる量や種類が増えてきたみたいですね」

＊患者が現状をネガティブにとらえている場合には,改善した部分にも目が向けられるように配慮する。

スキル2

相談内容の焦点化につきあう

人は，相手に気持ちがわかってもらえたと感じると，表面的ではなく本音で話をするようになります。その本音の中に，その人が抱えている問題の本質が潜んでおり，その本質を明らかにしていくことが，意思決定支援の方向性を見定める点において重要なポイントとなります。

療養相談場面において，患者から相談された内容を取り上げて支援を進めていくうちに，別の課題がみえてくることはないでしょうか？表面的にみえてきた課題に対応するだけでは，本質的な問題の解決にはつながらないため，意思決定支援を始める前に患者が抱えている"真の問題"は何であるのかについて，よく吟味する必要があります。

そのためには，【スキル2　相談内容の焦点化につきあう】を用いて，患者がどのような問題を抱え，支援が必要となる部分がどこなのかということについて，支援を始める前に明確にしていくことが必要となります。

この【スキル2　相談内容の焦点化につきあう】は，以下の技法を含みます。

技法5 潜在的に抱えている問題の表面化につきあう

技法6 共有すべき問題の点検

技法7 療養状況にまつわる価値観の確認

技法8 患者の療養生活に対する認識を認め肯定的な評価をかえす

| 技法 9 | 誤解している認識を解きほぐす |

| 技法 10 | 意思決定に猶予を与える |

潜在的に抱えている問題の表面化につきあう

　病気と診断されることは，人生において重大なできごとであり，これまでの日常生活が覆されたり，脅かされたりします。医療者は，ある人が病と診断された時点からかかわることになるため，患者としての姿しか知らずにかかわっていることが多いのではないでしょうか。人には，それぞれのライフヒストリー(生活史)があり，その歴史の延長線上に今があります。病気と診断され一時的に抑うつ状態になっていたとしても，それは一時的なものであり，本来のその人の姿ではありません。

　したがって，目の前にいる患者の抱えている問題を明らかにするためには，その人のライフヒストリーに耳を傾ける姿勢が大切です。また，患者が自分の意思よりも家族の意思で行動しているような場合には，患者が自分自身の意向を表現できるようにかかわる必要があります。

　具体的には，以下❶❷に示すかかわりとなります。

> ❶ ライフヒストリーを聞きながら問題の背景要因となることが表出できるよう促す
> ❷ 家族からの要望が強い場合には患者の意向を確認する

- **実践例**

❶ ライフヒストリーを聞きながら問題の背景要因となることが表出できるよう促す

- 「○○のような対応をされているのは，何か理由があるのですか」
- 「○○の方を選択された理由について教えていただけますか」

＊既往歴や家族との関係性などに関する話題の中で，病気や有害事象への対処行動と関連するような場面が出てきたら，その背景にはどのような要因が関連しているのか尋ねてみる。

- 「なぜ，そのようなお考えになられたのですか」
- 「お気持ちが変わられた理由について教えていただけますか」

  ＊患者が1つの考えに固執していたり，以前と思考が変化したような状況が感じとれた場合には，その背景要因について尋ねてみる。

❷ 家族からの要望が強い場合には患者の意向を確認する

- 「〇〇について，ご自身はどのようにお考えですか」
- 「今のお気持ちは，ご家族の方と同じですか」
- 「迷われている理由について教えていただけますか」

  ＊家族が同席し，患者よりも発言が多い場合には，患者と家族の意向が同じであるか確認する必要がある。また，患者が迷っている背景には"家族との意見の相違"が原因となっていることがあるため，理由を尋ねてみるとよい。

共有すべき問題の点検

　患者の抱えている問題を明確にしていく中で，複数の課題を抱えている様相がみえてきた場合には，意思決定には直接関係しない課題（例：現疾患以外の病気に関すること）や，医療者では解決できない課題（例：家族間のトラブル）などは整理し，今回の意思決定支援において，患者と看護者との間で共有すべき問題は何であるのかについて，話し合う必要があります。

　がん患者の場合，療養生活の中で複数の意思決定場面（治療方法の選択，療養方法・場所の選択など）が繰り返されることが多いため，「今回の意思決定にはどの問題が関係しているのか」と問いかけながら課題を整理して患者と共有していくことが必要です。

　具体的には，以下❶～❹に示すかかわりを段階的に進めていきます。❶❷により患者が抱えている問題の中から意思決定上の課題を見出します。その中で，❸によりその問題が患者の生活やこころにどれくらい影響を与えているのか見定めます。そして，❹により看護者として支援できることを見出していきます。

> ❶ 複数の問題を抱えている場合には問題間の関係性を整理する
> ❷ 問題の本質を見きわめながら優先度の高い問題を導き出す
> ❸ 患者が問題に直面し生活やこころに影響を及ぼしていないか確認する
> ❹ 患者が抱えている問題の中で看護者が介入できる部分を明確化する

・実践例

　❶ 複数の問題を抱えている場合には問題間の関係性を整理する
　　・「治療をもう続けたくないと思われるようになったのは，予測していたよりも副作用が強くなってきてからですか」

- 「眠れなくなったのは，2週間ぐらい前からのようですが，そのころ生活の中で何か変化したことはありましたか」
- 「今，困っていらっしゃることは他にありますか」

＊患者が抱えている問題が単一もしくは複数であるかについて確認するために，身体・精神・生活の3側面からアセスメントする。
＊問題が複数ある場合には，問題を引き起こしている要因について尋ねながら，問題間の関係性を整理していく。

❷ 問題の本質を見きわめながら優先度の高い問題を導き出す

- 「治療方法を選択するにあたり，お体，お仕事，ご家族のことなどで何か困るようなことはありますか」
- 「再発が怖いので化学療法は続けたいという気持ちがある反面，副作用の対処ができなくて困っていらっしゃるのですね」

＊複数の問題を抱えている様相がみえてきた場合には，意思決定するために"まず支援しなければならない課題は何であるのか"の優先順位をつけるために，患者の気がかりとなっていることに焦点化しながら話を進める。
＊優先課題が何であるか患者が自覚できるようにする

❸ 患者が問題に直面し生活やこころに影響を及ぼしていないか確認する

- 「痛みがとりきれていないご様子ですが，家事や育児などに差し支えはありませんか」
- 「治療効果がなくなってきたことについて説明を受けたばかりで，まだ次のことを考えられるような状況ではなさそうですね。今のお気持ちについてもう少しお話いただけますか」

＊患者にとって1つの問題がどの程度負担になっているのか見定めるために，日常生活状況を確認する。
＊積極的治療をやめるときは，次の行動を考える前に気持ちを整理する時間をもつ。

❹ 患者が抱えている問題の中で看護者が介入できる部分を明確化する

- 「ご家族に状況をお伝えするにあたり，何か必要な情報はありますか」
- 「治療を始めるにあたり，職場の方々に配慮してもらいたい点について，どのように伝えたらよいか一緒に考えてみましょうか」
- 「いくつかの問題を抱えていらっしゃいますが，まず○○のことについてサポートさせていただきます」

＊❶❷❸ により問題が明確となった場合，すぐに問題解決にとりかかるのではなく，看護ケアとしてかかわれる部分はどこかについて吟味する。
＊看護者として，家族関係や職場環境の調整などに介入することには限界があることも心得ておく。

療養状況にまつわる価値観の確認

　現在の療養生活状況を確認する中で，患者はどのような価値観をもっているのか確認するプロセスが大切となります。人は，生活を送る中で周囲からの影響を受けながら自らの価値観を形成し，これをもとに目の前の課題に対してどのような行動様式をとるか判断しています。この価値観は，患者自身が日常的に認識しているものではないため，「価値観は何ですか？」と尋ねても，おそらく応えはかえってこないことでしょう。そのため，看護者は患者にライフヒストリー，現在置かれている状況の受け止め方，家族や医療者との関係性などを確認する中で，患者の大切にしているもの（価値観）は何であるのかについて明らかにしていくことが必要となります。

　価値観については，付録の「価値観ワークショップ」も参考にしてください（➡ 119 ページ）

　具体的には，以下❶ に示すかかわりとなります。

❶ 患者のニーズや大切にしている価値観を確認する

- **実践例**

❶ 患者のニーズや大切にしている価値観を確認する

- 「（現在の病状や治療に対する受け止め方を確認したのち）なぜ，そのようにお感じになられたのですか」
- 「どちらの治療にするか決めるにあたり，医師からの説明やご家族の方からのご意見など，参考にされたことは何かありますか」
- 「（既往歴を確認したのち）そのときはどのように生活をされていましたか」
- 「治療を始めるにあたり，一番大切にしたい（気になる）ことは何ですか。」

＊患者が何に価値をおいて生活をしているのか（例：治療に伴う有害事象や機能障害が少ないこと，仕事の継続，子どもの世話，親の介護など）を患者の語りの中から拾い出していく

患者の療養生活に対する認識を認め肯定的な評価をかえす

　病気や治療の影響で身体症状に変化がみられたとき，人は何らかの対処をしようとするものです。この対処方法は自分の身体との対話の中で導き出されるものであり，人それぞれのやり方があります。したがって，看護者は患者の対処行動をみて，そのような行動をとるに至った経緯（認識）を確認し，症状緩和につながるような行動であった場合には，肯定的なフィードバックをすることが大切です。看護者は，患者の対処行動を確認したとしても，その行動に対してフィードバックする機会は少ないのではないでしょうか。看護者から患者へ肯定的な評価をかえすことにより，患者は自らの方略に意味づけができ，方略の是非について判断することができます。そして，このことが自ら抱えている課題を焦点化することにつながっていきます。

　具体的には，以下❶〜❸に示すかかわりとなります。

> ❶ 患者の療養生活について受容的なアプローチをする
> ❷ 患者が決めた方向性・方略を支持する
> ❸ 患者の療養生活についてできている部分を認め，肯定的な評価をかえす

- **実践例**

  ❶ 患者の療養生活について受容的なアプローチをする

  - 「そのような姿勢で立ち上がると痛みが少し楽に感じられるのですね」
  - 「病院の食事よりも果物やアイスの方が口当たりがよく，吐かずにおなかにおさまる感じがするのですね」

  ＊看護者からみて，「転倒したら危ないのに，なぜそのような危険な行動をとっているのか」「病院食ではなく他のものばかり食べて，栄養面から考えるとやめた方がよいのでは」と感じられるような場合であっても，なぜ患者がそのような行動様式をとっているのかと１度立ち止まって考える姿勢が大切である。

❷ 患者が決めた方向性・方略を支持する

- 「いろいろ試された結果,この方法が一番やりやすいのですね」
- 「他の患者さんのお話を参考に,ご自分の方法を見つけ出されたのですね」

＊看護者からみて,「以前に説明した方法と違うけれど大丈夫かな」「こちらの方法の方が早くできるのに」と感じられるような場合であっても,患者の行動様式が現在の身体管理上に大きな支障がないのであれば,その方法を支持することが大切である。

❸ 患者の療養生活についてできている部分を認め,肯定的な評価をかえす

- 「(口腔ケアについて)以前に比べるとすごくきれいになっていると思います」
- 「吐きけやだるさが強いときは休み,回復してから家事をまとめてされているのですね。以前に比べると症状に合わせて生活を調整するコツがわかり,生活がしやすくなっているようですね」

誤解している認識を解きほぐす

患者は，病気や治療に関する情報を，医療者・家族・同病者・メディア・インターネットなどから得ています。しかし，医療情報の質を見分けるのは難しいため，患者によってはがん種は同じであっても病期の異なる人の体験を自らに置き換えて考えてしまい，治療に対して過剰な期待を抱いている場合があります。また，医師からの説明内容に専門用語が多く，一部分しか理解できないため，治療に伴う心身の変化が生活にどのような影響を及ぼすのか具体的に想像できない場合もあります。

そのため，誤解している部分をひも解き，生活がイメージできるようにする働きかけが大切となります。患者自身の中で，認識が修正されることにより，現在抱えている問題がより明確にみえようになります。

具体的には，以下❶❷に示すかかわりとなります。

❶ 誤解や混乱している部分を明らかにする
❷ 認識の誤っている部分を修正するために，正確な情報を随時提供する

• 実践例

❶ 誤解や混乱している部分を明らかにする
- 「なぜ，治療を受けたくないと思われたのですか」
- 「主治医を変更したいと思われた理由について，お聞かせいただけますか」

❷ 認識の誤っている部分を修正するために，正確な情報を随時提供する
- 「手術を受けるとお仕事に復帰できないようにお感じになられているようですので，実際どの程度の浮腫が起こる可能性があるのか，またそのときの対応策について，もう少しお話をさせていただいてもよろしいですか」

- 「主治医の先生からはどのようにお聞きになられていますか。(確認後)放射線治療が適応にならないという点について疑問をお感じになられているようですので，標準的な治療についてお話をさせていただいてもよろしいですか」

  ＊主治医の変更やセカンドオピニオンの受診を希望する患者の中には，主治医からの説明内容を誤解し，不信感や疑問をもっているケースがある。そのため，誤解している部分がないか確認し，必要に応じて情報を補足する。

技法 10 意思決定に猶予を与える

　患者は，治療方法や療養の場を選択することについて考え始めるとき，医療者から提示された選択肢に関して更なる情報を求め，何を基準に考えたらよいのかとまどい，期日が少ない中で焦りを感じていることがあります。そのため，看護者は患者が時間的なプレッシャーを感じることなく，客観的な視点で考えることができるよう決定に至るまでの道程を支援することが大切です。

　具体的には，以下❶～❸に示すかかわりとなります。

> ❶ 最終的な意思決定をするまでに時間的猶予があることを提示する
> ❷ 選択肢をもとに家族と相談する時間をつくる
> ❸ 複数の選択肢について段階的に検討していく方法を伝える

- **実践例**

❶ 最終的な意思決定をするまでに時間的猶予があることを提示する

- 「手術を受ける場合には，○月○日には準備を始めなければいけないため，それまでに考えてきていただけますか」
- 「治療を継続するかどうかについては，1週間ぐらいの間に決めていただいた方がよいですが，今後の療養生活をどこで送るのかという点についてはもう少し時間をかけて考えることができます」

＊患者にとって複数のことについて考えることが負担になっているようであれば，優先順位を示し段階的に検討することにより，負担を和らげるように配慮する。

❷ 選択肢をもとに家族と相談する時間をつくる

- 「治療後の生活を考えると，ご家族のサポートも必要になると思います。本日お話させていただいた内容をもとに，ご家族とご一緒に検討されてはいかがでしょうか」

- 「(決断することに躊躇しているような様子がみられたら) 本日，決めることは難しいかと思いますので，週末にご家族と相談されてはいかがでしょうか」

  * 意思決定に際して，自己決定でなく家族の支援が必要な患者の場合には，家族と相談してから決定することができるように場や時間を設定する。

❸ 複数の選択肢について段階的に検討していく方法を伝える

- 「(手術，手術＋化学療法，放射線治療と3つの治療方法が提示された場合) 3つの方法があると説明を受けられたと思いますが，それぞれのメリットとデメリットについて，一緒に考えてみませんか」
- 「治療を受けた場合に起こりやすい症状は○○です。もし，このような症状があらわれた場合，現在の生活の中でどのようなことがお困りになられますか」
- 「(家事ができるかどうか心配している場合) このような症状があらわれると，治療後2～3日はしんどいですが，次第に和らいでくるため，しばらくすると家事はできるようになると思います」

* 段階的なプロセスとして，①選択肢のメリット・デメリットの提示，②患者の気になる点(治療に伴う有害事象)を明確化しながら生活がイメージできるように情報を提示，③対処方法を伝える，これらによって段階的に選択肢が絞り込めるように焦点化していく。この場合，誘導的にならず，あくまでも患者の気がかりに焦点をあて話を進めていくことが大切である。

スキル3
身体状況を判断して潜在的な意思決定能力をモニターする

意思決定支援をするとき，患者の意思決定能力を査定しながら支援を進めることが大切です。

病気や治療に伴う症状の出現により，セルフケア能力や意思決定能力が一時的に低下することがあります。具体的には，「治療を始めてから倦怠感が日増しに強くなり，今後のことを考える余裕がありません」，「治療が始まると想像以上に吐きけが強いので，次の治療が始まるのが怖いです」，「痛み止めが効かず夜眠れないので，この状態が続くのであれば早く死んだほうがいいのでは…」などの訴えを寄せられることがあります。このような場合，看護者は患者の意思決定を阻害するような心身の変化を素早く読み取り，潜在的な意思決定能力の回復を図るために症状緩和を優先する必要があります。そして，意思決定能力が回復した段階で自己決定できるよう支援を行うことが大切です。

この【スキル3　身体状況を判断して潜在的な意思決定能力をモニターする】は，意思決定プロセスの全段階において継続して用いるスキルとして位置づけられ，以下の技法を含みます。

技法11 セルフケア能力の査定

技法12 意思決定の阻害につながる身体状況のアセスメント

セルフケア能力の査定

　人は，セルフケア能力を発揮しながらセルフケアを意図的に行っていきます。セルフケア能力とは，健康問題に主体的に対処していくための能力であり，複合的なものです。臨床では，患者の行動を見て，「自分で実施できるか否か」と患者の行動でセルフケア能力を判定していることがありますが，実際にはその行動を起こすために必要な能力（自分の身体に関心を向けること，身体のコントロール感覚をもつこと，動機をもったり予測を立てること，意思決定すること，知識や技術を身につけること，状況に合わせた行動のレパートリーをもつこと，生活の中で行動を整理し一貫性をもって実施することなど）を細かく判定する必要があります。

　セルフケア能力が高い患者であっても，苦痛症状が強い場合には，その能力を十分に発揮できない状態になることがあります。そのため，病期や治療経過が進む中で，適宜セルフケア能力をアセスメントし，低下しているようであれば看護ケアで代償する必要があります。

　具体的には，以下❶❷に示すかかわりとなります。

> ❶ 療養生活における対処方法を確認する
> ❷ 患者のセルフケア能力，理解力，問題解決能力などを査定する

- 実践例

❶ 療養生活における対処方法を確認する
- 「ご自宅では，どのような間隔で痛み止めを飲まれていましたか。また，お食事や排泄，睡眠など日常生活で何か困られるようなことはありませんでしたか」
- 「抗がん剤の投与後，ご自宅では吐きけはありましたか。吐きけがある

ときは,どのように過ごされていましたか」

＊このような問いかけをきっかけに,療養生活の中でどのくらい症状緩和に対処できているか確認する。

❷ 患者のセルフケア能力,理解力,問題解決能力などを査定する

- 「痛み止めを飲むタイミングはどのようにして決められていますか」
- 「抗がん剤投与後,どのくらいで吐きけがあらわれましたか。また,それはどのくらい続きましたか。吐きけがあるときのお食事はどのようにされていましたか」

＊このような質問をきっかけに,セルフケア能力を細かく判定する。
＊症状の程度,出現時期,対処方法などをどの程度理解し,対処しているか確認する。

意思決定の阻害につながる身体状況のアセスメント

　意思決定するためには，各選択肢の違いや生活への影響などについて理解し，自己の価値観と照らし合わせて検討しなければなりません。しかし，身体状況が安定していなければ，このような検討を冷静に行うことはできません。そのため，看護者は患者の身体状況をアセスメントして，意思決定できる状態にあるかを判断する必要があります。

　具体的には，以下❶〜❺に示すかかわりを段階的に進めていきます。❶❷により病気や治療に伴う身体状況をアセスメントし，症状を呈している場合には❸によりその誘発要因について確認します。さらに，❹により身体症状がこころへ影響を及ぼしていないかをアセスメントし，❺により意思決定の阻害につながるような身体状況がないかを確認します。

> ❶ 病気や治療にまつわる現状の確認
> ❷ 治療経過・病状認識・知識量などの確認
> ❸ 症状の誘発要因の探索
> ❹ 心身のアセスメント
> ❺ 意思決定を阻害している要因の探索

● **実践例**

❶ 病気や治療にまつわる現状の確認

- 「検診でがんが見つかったと伺いましたが，現在何か症状はありますか」
- 「明日から 2 クール目の治療が始まりますが，1 クール目のときにはどのような症状がありましたか」

＊症状がなるべく安定している時期に意思決定できるように配慮する必要がある。時期を決定するために，現状を確認する。

❷ 治療経過・病状認識・知識量などの確認

- 「(相談室で初めて面談するとき) これまでの治療経過についてお聞かせいただけますか」
- 「(病期の進行がみられたとき) 主治医の先生からは何とお聞きになられていますか」
- 「(治療方法を選択するとき) ご自身で治療法について何かお調べになられたことはありますか」

＊患者自身が身体状況をどの程度把握し，対処しようとしているか確認する。

❸ 症状の誘発要因の探索

- 「昨夜は眠れなかったようですが，何か気になることや症状はありますか」
- 「痛みが強くなるのはどのようなときですか (体位，体動，内服などの状況を確認しながら)」

＊症状をより強く感じさせるような要因 (例：痛みの増強因子，閾値を下げるもの) はないか確認する。

❹ 心身のアセスメント

- 「ここのところ 2〜3 日吐きけが続いているようですが，眠れていますか」
- 「(面会を断ることが多くなった患者に対して) ここのところ何か表情が暗いように感じますが，痛みがすっきりとはとれていないのでしょうか (我慢されていますか)」

＊身体症状の悪化に伴い，精神症状が出現していないか確認する。

❺ 意思決定を阻害している要因の探索

- 「治療方法を決めるにあたり，今，一番気になっていらっしゃることは何ですか」
- 「療養先を決めるにあたり，ご家族の方はどのようにお考えですか」

＊意思決定を阻害する要因として，治療に伴う身体へのダメージ，経済的負担，家族への気がねなど，患者が自分の価値観で決定できない (もしくは決定しにくい) 状況にないか確認する。

スキル4

自分らしさを生かした療養方法づくりに向けて準備性を整える

患者の療養生活が安定していることは，意思決定の基盤をつくるうえで重要となります。そして，患者が自分らしい療養生活を送るためには，病気になるまでのライフヒストリー（生活史）や価値観をもとに生活設計をしていく必要があります。

療養方法をつくりあげていくプロセスにおいては，【スキル2 相談内容の焦点化につきあう】を用いて患者の価値観を導き出し，一般的な療養方法を患者に即した形へと置き換えていく必要があります。看護者がこのプロセスを支援することにより，患者は新たな療養方法を日常生活の一部として取り入れ，継続して実施することができるようになります。

この【スキル4 自分らしさを生かした療養方法づくりに向けて準備性を整える】は，以下の技法を含みます。

技法13　患者の基準にあった生活のあり方を導き出す

技法14　調整を図りながら可能な対処方法を見出す

技法15　療養生活と向き合うための調整を図る

技法16　患者自らが療養生活に取り組むための構えづくりにつきあう

技法 13 患者の基準にあった生活のあり方を導き出す

　看護者は，患者が新しい治療を始めるとき，出現する可能性がある症状への対処方法について，パンフレットなどを用いて説明します。これは，患者が治療に取り組む準備性を整える意味で重要なことです。

　しかし，治療開始前の患者は，「治療中に家事はどのくらいできるのだろうか」，「治療方法について説明を受けたが，専門用語が多くてよくわからない」など，さまざまなことが気になり，看護者の説明に耳を傾ける余裕がないことがあります。このような場合，看護者は患者のこれまでの療養生活に関心を示し，患者にとって受け入れやすい（実施しやすい）内容に置き換えながら，日常生活上の留意点を説明する必要があります。

　具体的には，以下❶〜❾に示すかかわりとなります。

　❶❷により，患者のこれまでの療養生活状況を確認し，❸❹により現在患者がどのような構えや身体感覚をもっているか確認します。その後，❶〜❹のかかわりにより得た情報を活用しながら，❺❻❼により今後の療養生活の方法について具体的に検討します。そして，最終的には❽により患者らしさをいかした療養方法に焦点化していきます。また，患者よりも家族の意思が強く働いている場合には，❾により家族へ働きかけます。

> ❶ 今までの生活を尊重する姿勢を示す
> ❷ これまで患者が行ってきた療養生活上の方略を確認する
> ❸ 患者の療養生活に対する構えを確認する
> ❹ 身体感覚のとらえ方を確認する

❺ 患者の方略をもとに今後の療養生活の方法についてともに考える
❻ 患者の QOL が維持できるラインをともに考える
❼ 患者の受け入れ可能なラインをともに検討する
❽ 患者の意思・価値観を尊重できるかたちでの療養方法を模索する
❾ 家族の要望が強い場合には患者の気持ちを家族へ代弁する

• 実践例

❶ 今までの生活を尊重する姿勢を示す

- 「退院後の過ごし方を調整するにあたり,入院前にどのような生活をされていたのか少し教えていただけますか」
- 「これからの療養生活をできるだけ○○さんのこれまでの生活に近い形で調整できればと思っていますので,これまでの生活について少しお話を聞かせていただけますか」

❷ これまで患者が行ってきた療養生活上の方略を確認する

- 「(以前に病気体験がある場合) 糖尿病をおもちと伺いましたが,お食事はどのように調整していらっしゃいますか」
- 「(これまで病気をしたことがない場合) 日ごろの食生活や排便状況について教えていただけますか」

＊食事・排泄・睡眠などの人間の基本的ニードについて,どの程度充足できているか,セルフケア能力をどの程度発揮できているかという視点で確認していく。

❸ 患者の療養生活に対する構えを確認する

- 「(外来:医師からの説明後) 外来診察時に今後の治療について説明を受けたと思いますが,何か気がかりなことはありますか」
- 「(入院:医師からの説明後) 治療内容について説明を受けたと思いますが,その後ご自身で何か準備されていることはありますか」
- 「(薬剤師からの説明後) 治療中の副作用について説明を受けたと思いますが,日常生活の仕方について何かご不明な点はありますか」

＊臨床では,治療や有害事象について,医師や薬剤師から患者へ説明があったのちに,看護者がかかわることが多い。その際,重複するような説明内容を繰り返すのではなく,療養生活に視点をおいて患者の構えを確認することが大切である。

❹ 身体感覚のとらえ方を確認する

- 「(無症状の場合)検査でがんがあると診断されましたが,身体に何か変化を感じられているところはありますか」
- 「(すでに症状が出現している場合)痛みがあるようですが,どのような性質の痛みなのか詳しくお聞かせいただけますか」
- 「(無症状だが,過去に類似症状を経験している場合)リウマチの痛みがあるときにはどのように対応されていましたか」

❺ 患者の方略をもとに今後の療養生活の方法についてともに考える

- 「痛みがあるとき,お体の動かし方や内服のタイミングを工夫されているようですが,服用量がまだ足りないようですのでもう少し調整してみませんか」
- 「(手術後の排泄障害への対応として,自己導尿の方法や間隔を説明後)○○さんの場合は 2 か月後に社会復帰のご予定なので,これからはそこを目標に調整していきましょう」

* 患者が現在実施している方略を明確にし,その方略を生かしながら目標達成に向けて次の対策を検討する。

❻ 患者の QOL が維持できるラインをともに考える

- 「(化学療法により食欲不振と口内炎が出現する可能性がある場合)症状が強くなってきたとき,一般的にはこのような(パンフレットを示しながら)食事が食べやすいといわれていますが,○○さんが食べられそうなものは何かありますか」
- 「ご自宅ではおひとりで生活されているようですが,症状が強いときには宅配サービスを利用されてはいかがでしょうか」

❼ 患者の受け入れ可能なラインをともに検討する

- 「治療後はこれまでの生活を変えなければならないことにストレスを感じられているようですが,一番苦痛に感じられていることは何でしょうか」
- 「今後,お仕事を継続されるにあたり,どのくらいの範囲であれば職務内容の変更が可能でしょうか」

* 患者が最もストレスを感じている部分を焦点化し,調整することにより受け入れることが可能な範囲を明らかにしていくプロセスが大切である。

❽ 患者の意思・価値観を尊重できるかたちでの療養方法を模索する

- 「(療養場所を決めるとき) 治療が終わったあと,どちらで過ごされるご予定ですか。ご家族の方は,そのことについて何か話されていますか」
- 「(治療効果がなくなってきたとき) 今後,痛みやからだのだるさなどの症状が強くなってきたとき,どのような過ごし方を希望されますか」

＊治療方法や療養場所を選択するにあたり,患者と家族の希望が異なることがあるため,意図的に患者の希望(意思,価値観)を引き出すかかわりが大切となる。

❾ 家族の要望が強い場合には患者の気持ちを家族へ代弁する

- 「(治療継続を強く望む家族に対して) 次の治療に期待されているお気持ちはよくわかります。○○さんは,今回の治療による吐きけや倦怠感などの副作用がとてもつらく,これ以上の治療はしたくないというお気持ちになられているようです」
- 「(療養先の変更を望む家族に対して) ご家族の方のお住まいに近い緩和ケア病棟への入所について検討されているようですが,○○さんは慣れた環境でできるだけ過ごしたいというお気持ちがあるようです」

＊患者と家族の意向が異なる場合には,家族の気持ちをまずは受け止めてから,患者の気持ちを伝える。
＊この際,患者の意向を過剰に読み取ることはせず,本意を確認してから慎重に対応する。

技法 14 調整を図りながら可能な対処方法を見出す

　患者の基準に基づいて療養方法を導き出していく【技法13　患者の基準にあった生活のあり方を導き出す】(→ 59～62ページ)のプロセスの中で，患者が実際に活用することができる方法について，具体的に検討していくことが必要となります。

　例えば，副作用対策として食事の変更が必要な場合，「患者が自ら実施可能な部分」と「周囲のサポートが必要な部分」を明確にし，患者の生活の中で実施可能な対処方法を見出していくことが必要となります。

　具体的には，以下 ❶～❺ に示すかかわりとなります。

　対処方法を見出していくプロセスの中で，症状を手がかりにする場合には❶，患者の希望を手がかりにする場合には❷，治療継続を前提に検討する場合には❸，他者のサポートを取り入れる場合には❹，セルフケア能力を手がかりにする場合には❺，というように状況に応じてかかわりが異なってきます。

- ❶ 治療に伴う副作用を想定し対応策をともに考える
- ❷ 患者の希望する生活設計が実現できるような対処方法を検討する
- ❸ 治療に専念できる環境調整について検討する
- ❹ 他者のサポートとして受け入れられる範囲を探す
- ❺ セルフケア能力が発揮できるような療養方法を提案する

• **実践例**

❶ 治療に伴う副作用を想定し対応策をともに考える
- 「痛みが強くなりそうな前兆として，何か感じられるようなことはありますか」
- 「治療が始まると副作用として吐きけがあらわれる可能性があります。

具体的な対応策について，今から一緒に考えておきませんか」

＊特に，患者が気にしている症状については，身体感覚を手がかりに，対応策を具体的に検討しておく。
＊看護者は，日ごろから副作用対策について説明しているが，一般的かつ一方的な説明になっていないか確認する。

❷ 患者の希望する生活設計が実現できるような対処方法を検討する

- 「なるべくお子さんには迷惑をかけないで療養したいというお気持ちはよくわかりました。自宅で受けられるサポートについて，一緒に考えてみましょう」
- 「お孫さんの結婚式までには退院したいという目標をおもちなのですね。痛みと身体のだるさが改善すれば車いすで出席できる可能性があると思いますので，症状緩和のために現在の状態について詳しくお聞かせいただけますか」

＊標準的な治療や症状緩和を遂行するだけでなく，患者が望む生活になるべく近づけるように，治療やケアを調整するという姿勢で取り組む。

❸ 治療に専念できる環境調整について検討する

- 「治療を始めるにあたり，医療費のことを心配されているようですので，まずはそのことからお話しましょうか」
- 「現在，お父様の介護をされているということですが，治療中はどのようにされるご予定ですか。社会資源に関する情報で必要なことがあればご相談ください」
- 「A病院では化学療法の治療を勧められたようですが，ご自身としては手術の方がよいのではないかと思われているのですね。セカンドオピニオン外来へ受診される方法もありますが，まずは標準治療について少し説明をさせていただいてもよろしいでしょうか」

＊医療費，家族の介護，治療方法の妥当性など，治療のこと以外に懸念する事項がある場合には，納得して治療が開始できるように情報提供したり，環境を調整する。

❹ 他者のサポートとして受け入れられる範囲を探す

- 「今後，お仕事を再開されるにあたり，周り（職場や家族など）のサポートを得られそうでしょうか」
- 「退院後しばらくは，ご家族の方のサポートが必要になると思いますが，そのことについて何か気になることはありますか」

＊これまでの生活の中で，一家の大黒柱としての役割を果たしてきた人の場合，他者の支援を受け入れることに抵抗を示すことがある。したがって，何が受け入れられて，何が受け入れがたいのか，そのラインを明らかにしていくプロセスが大切である。

⑤ セルフケア能力が発揮できるような療養方法を提案する

- 「抗がん剤の副作用について，詳細にモニタリングされているようですので，ぜひその情報を医療者へお伝えください。そのようにしていただくことにより，早い（症状がひどくならない）段階で対応することができます」
- 「リンパ浮腫に対してご自身でマッサージをされているようですが，（実際に触れながら）この部分がやりづらいのではないですか。この部分のみ，ご家族の方に手伝っていただくことはできますか」

＊患者のセルフケア能力をアセスメントし，これまでの患者の方略を生かしたかたちで今後の方略を検討する。

＊セルフケア能力とは，健康問題に主体的に対処していくための能力であり，複合的なものである。臨床では，「自分で実施できるか否か」と患者の行動でセルフケア能力を判定していることがあるが，実際にはその行動を起こすために必要な能力を細かく判定する必要がある（例：患者の痛みのマネジメント能力を判定するには，痛みの程度に合わせて身体の動きを調節すること，症状を緩和するための動機づけが明確であること，鎮痛剤を服用すること以外の対処方法を自ら創意工夫していること，対処方法を一貫して実施することなどの能力についてアセスメントする）。

技法 15 療養生活と向き合うための調整を図る

　その人らしい療養生活を営むためには，患者自身が自らの病気や身体と向き合い，生活を再構築するために主体的に取り組むことが必要です。

　患者が治療前に緊張感を抱いていたり，治療に伴う身体の変化にとまどっていたり，取り組みたい気持ちはあっても何をしたらよいのかわからないといった反応を示すことはありませんか？　このようなとき，患者がこれからの療養生活へ主体的に取り組むことができるように，看護者は身体・こころ・環境などの調整を図ることが必要となります。

　具体的には，以下 ❶ 〜 ❸ に示すかかわりとなります。

❶ 身体感覚の感受性を高める
❷ 心身のリラクゼーションを促す
❸ 症状のセルフモニタリングの必要性を伝える

- 実践例

❶ 身体感覚の感受性を高める

- 「自宅に帰られてから，からだがだるい，食欲がなくなる，気持ちが落ち込む，夜眠れなくなるなどの症状があらわれたら，我慢せずに受診してください」
- 「肝臓や腎臓の機能が十分に回復していない状態ですので，いつもと違うような身体の感覚があらわれたら，すぐに病院へ連絡をください」

＊医学的アセスメントをもとに，今後患者に起こる可能性のある身体症状について，より具体的に説明し，セルフチェックが必要な点を伝える。
＊日ごろの患者の身体感覚を確認しながら，説明を進めていくとよい。

❷ 心身のリラクゼーションを促す

- 「検査結果のことが気になり，気持ちが落ち着かないご様子ですね。少しリラックスするために呼吸法を試してみませんか」
- 「手術の予定日が決まらず，気持ちが落ち着かないようですね。今，ご自身でできることは体力をつけることと，免疫力を高めることですので，リラクゼーションの方法を試してみませんか」

❸ 症状のセルフモニタリングの必要性を伝える

- 「今日から痛み止めを服用していただきます。今後は薬の効き具合を確かめながら処方量を調整していきます。そのためには，内服後に痛みがどのように変化したか，痛み止めはどのくらいの期間効いていたか，副作用はあらわれたかなどに関する情報が必要となります。この点について，ご自身で観察してくださいますか」
- 「吐きけ止めの薬を予防的に使いますが，抗がん剤投与後に吐きけがあらわれるようであれば，追加で薬を使いますので，すぐにお知らせください」

技法 16 患者自らが療養生活に取り組むための構えづくりにつきあう

　人が新しいことに取り組むとき，先の見通しを立てることによりある一定の構えを形成することができます。この構えは行動を起こす原動力となり，患者の主体性を高めることにつながります。しかし，「標準治療とはどのようなものか」，「その治療を受けると生活はどのように変化するのか」，「その他の治療を受けられる可能性はあるのか」，「自己管理できるのか」，「在宅療養に向けてどのような準備が必要となるのか」などの疑問を患者が抱えていたとしたら，構えを形成するどころではなく，先に進めなくなってしまいます。そのため，看護者はこのような患者の疑問を解決し，今後の療養生活に対する構えがつくれるよう，支援していくことが大切です。

　具体的には，以下❶～❹に示すかかわりとなります。

　患者が療養生活に取り組むための構えをつくるプロセスにおいて，❶により患者の視野を広げ，❷により患者の特性を引き出しながら方向性を導き出していきます。そして，❸により今後の療養生活のイメージ化を促しながら実施可能性を高めます。ここまでのプロセスにおいて構えができたとしても，行動に移すことが難しい場合には❹により患者が行き詰まっている部分を明確化し，必要に応じて代行していきます。

---

❶ 先の見通しが立てられるよう多角的観点から情報提供を行う
❷ 患者の特性に応じた方略を具体的に提示する
❸ 今後の療養生活についてイメージ化を促しながらシミュレーションを行う
❹ 行動に移せない場合には代行する

• **実践例**

❶ 先の見通しが立てられるよう多角的観点から情報提供を行う

- 「手術を受けられたあとは，3日後からお食事が始まります。10日程度で退院となる予定ですが，そのころには普段とほぼ同じ形態のお食事ができるようになっていると思います」
- 「今後の療養方法としては，自宅で往診や訪問看護を受ける方法と，緩和ケアが受けられる医療機関へ転院する方法があります。ご自身としては，どのような療養生活を送りたいと思っていらっしゃいますか」

❷ 患者の特性に応じた方略を具体的に提示する

- 「(治療の場を選択する場合)治療後には通院が必要になりますが，早々にお仕事を再開しなければならないとのことなので，職場に近い医療機関についてお調べしました」
- 「(自分ですべてをすることが難しい場合)退院後には人工肛門のケアが必要になります。入院前は娘さんが身のまわりのお世話をしてくださっていたようですので，サイズを合わせるような細かい作業の部分だけは，娘さんに協力をしていただくのはいかがでしょうか」

＊患者の特性とは，その人個人の性質として特徴的な部分であり，本来の性格，療養生活における習慣，好み，価値観，傾向などである(例：神経質な性格，汗をかかない日は入浴しない，甘いものを好んで食べる，仕事を最優先して治療のスケジュールを考える，人の意見に左右されやすいなど)。

＊患者の特性をあらかじめ把握しておくと，患者のニーズに基づいた療養方法を提示しやすい。また，一般的な方略を提示するより，患者の実施可能性が高くなる。

❸ 今後の療養生活についてイメージ化を促しながらシミュレーションを行う

- 「手術後は腕にリンパ浮腫があらわれる可能性があります。そのときには，(マッサージの方法や施行前後の写真を見せながら)ご自身でマッサージを定期的にされると，ある程度の改善がみられます。実際に少しやってみられますか」
- 「(子どもへの伝え方について提案後)もし，お子さんにこのように伝えた場合，どのような反応をされると思われますか」

❹ 行動に移せない場合には代行する

- 「ご自身で主治医へお伝えしにくいご様子なので，私からお話させていただいてもよろしいですか」
- 「(患者が何を伝えたらよいかわからないという場合)今お感じになられ

ている症状について,まずはお話いただけますでしょうか」

＊行動に至るまでのプロセスにおいては,「理解する」「判断する」「決定する」「実行する」という段階的なステップがある。看護者は,患者がどの段階で行き詰まっているのかを確認し,その部分を代償するようにかかわる。

スキル5
患者の反応に応じて判断材料を提供する

意 思決定をするとき，情報は選択肢を比較するうえで大切な要素の1つとなります。療養相談開始時，多くの患者はすでに医療者や書籍，ウェブサイトなどを通じてさまざまな情報を見聞きしています。

しかし，これらの情報を正確に理解していなかったり，一般論をすべて自分にあてはめて不安を抱いている場合も見受けられます。このような場合，看護者は患者からの問いかけに即答したり，一般的な情報を並べ立てるのではなく，患者がどのような情報をもとにしてその疑問を抱いているのかについて確認する必要があります。そして，患者が誤って認識している部分や判断材料として不足している部分を明確にして，それらの情報を補うかたちで個別的な情報提供をする必要があります。

臨床では，限られた時間の中で情報提供を行うため，一般的な医療情報を医療者のタイミングで，系統的に説明していることが多いのではないでしょうか？ このような機会も大切ですが，もう一歩踏み込んで「この情報は患者のニーズにあっているのか？」と自問自答し，常に患者の反応を読み取りながら進めていくことが大切です。

この【スキル5　患者の反応に応じて判断材料を提供する】は，以下の技法を含みます。

- **技法17** 問題解決に必要な情報を確認しながら見定める
- **技法18** 情報提供するタイミングを図る
- **技法19** 患者が活用できる情報を提供する

| 技法 20 | 客観的指標を一意見として伝える |

| 技法 21 | 対処の緊急性や重要性を伝える |

― 技法 ―
17 問題解決に必要な情報を確認しながら見定める

　患者が直面している課題によって必要となる情報が異なるため，看護者は患者の目標や療養環境を確認しながら，患者にとって必要な情報が何であるのかを探るプロセスが必要となります。その際，患者の反応を読み取ることはもちろんですが，目の前の課題に直面し視野が狭くなっている患者の場合には，少し先を見通せるように情報提供の内容を工夫する必要があります。

　具体的には，以下❶～❹に示すかかわりとなります。

　❶により，患者にとって必要な情報を選択し，❷により患者が自ら収集している情報も含めて情報の妥当性について検討します。さらに，❸❹により患者が理解し活用しやすい情報の内容や量を調整していきます。

> ❶ 患者の目標を達成するために必要な情報を探す
> ❷ 情報の妥当性を確認する作業につきあう
> ❸ 患者の反応，認識，理解度，意思，価値観，家族の介護力をみながら提供する情報量を調節する
> ❹ 視野を広げて考えられるように配慮する

• **実践例**

❶ 患者の目標を達成するために必要な情報を探す

- 「(親の介護をしている患者に対して) 化学療法中は，吐きけや倦怠感など，ご自身の身体にも症状があらわれますので，介護について何らかの支援を探すというのはいかがでしょうか」
- 「職場復帰されるようですが，これまでのような食生活では胃に負担がかかると思います。どのようなかたちであれば仕事をしながらでも食事をこまめにとれそうか，一緒に考えてみませんか」

＊「治療中もなんとか親の介護を続けたい」「手術後の食生活をできるだけ維持しながら営業の仕事に復帰したい」など，患者の目標が実現できるような情報を提供する。
＊情報は一般的なものではなく，患者の生活歴を考慮し，できるだけ実行しやすいものにする必要がある。

❷ 情報の妥当性を確認する作業につきあう

- 「免疫療法について，どのようなイメージをもっていらっしゃいますか。(患者の認識を確認したあと)標準治療とは異なる点について少しご説明させていただいてもよろしいですか」
- 「治験に参加されるか迷っていらっしゃるようですが，お話を聞かれた中でどの部分がわかりにくかったでしょうか。わかりにくい部分について，ご説明させていただきます」

＊患者が複数の選択肢を前にして，何を基準に判断したらよいのかわからない様相がみられたら，患者が各選択肢の内容を正確に理解し判断できるよう，情報を整理しながら判断基準を提示する。
＊特に，外来診察後やセカンドオピニオン受診後などは，情報量が多くなり判断基準がわからなくなっていることがあるため留意する。

❸ 患者の反応，認識，理解度，意思，価値観，家族の介護力をみながら提供する情報量を調節する

- 「(手術後の食生活のイメージがつかない場合)食物繊維の多い食品は○○，△△などです。この中で，日ごろ召し上がっているものはありますか」
- 「(外来診察後に動揺している場合)再発したことを聞かれたばかりで，治療のことをすぐに考える気持ちにはならないかもしれませんが，今日聞かれた説明の中でわかりにくかった点や気になった点は何かありますか」

＊患者はすでに何らかの情報をもっているが，さまざまな理由（不安，わかりにくさ，治療よりも優先したいことがある，治療するには家族内の調整が必要であるなど）により先に進めなくなっていることがある。そのため，一般的な情報を提供するのではなく，患者の疑問点に関する情報を補足しながら，患者が納得できるまで情報提供を繰り返す必要がある。

❹ 視野を広げて考えられるように配慮する

- 「(治療を受けることに抵抗を示す場合)標準治療を受けたくない理由はよくわかりました。免疫療法を希望されているようですので，一般論として，標準治療と免疫療法の違いについてご説明させていただいて

もよろしいですか」
- 「(部分切除と全摘を迷っている場合)手術の方法を選択するにあたり，一番気になることは何ですか。気になさっている○○については，部分切除の場合は□□となり，全摘の場合は△△となります」

＊情報提供時には，1つの選択肢を推奨するのではなく，専門家としての判断を一般論として伝える。また，各選択肢の内容をバランスよく説明することにより，専門家の判断基準を受け入れやすくする。

技法 18 情報提供するタイミングを図る

　情報を求めるタイミングは人によってさまざまです。患者が情報を求める時期は，対応困難な課題に直面したとき，初めてのできごとに遭遇したとき，これまでのやり方では対応が難しいと感じたとき，これからの生活のイメージがつかないときなどです。患者のニーズに応じた情報提供は，患者の積極的な情報の受け入れにつながり，効果的です。情報提供する際には，情報の受け手側の要因として，情報を受け入れて判断する能力があるか，身体的・精神的状況が安定しているかという点についても確認する必要があります。

　具体的には，以下❶〜❸に示すかかわりとなります。

> ❶ 患者が情報を聞く余裕があるか確かめる
> ❷ 情報提供前に患者の情報処理・判断能力を確認する
> ❸ 患者にとっての受け入れやすい情報の判断基準を引き出す

実践例

❶ 患者が情報を聞く余裕があるか確かめる

- 「本日，検査結果を聞かれたところですが，今後の治療や療養生活に向け，どの点について詳しくお聞きになりたいですか」
- 「治療開始までにご説明させていただきたいことが何点かあるのですが，このまま説明を続けさせていただいてもよろしいですか」

＊基本的には，医療者から一方的に説明を続けるのではなく，患者の表情や言動から，現在説明している内容が耳に届いているかを確認しながら進める。
＊患者の状況が，新しい情報を聞き入れるような状況でない場合には，情報を分割して段階的に伝えていく必要がある。

❷ 情報提供前に患者の情報処理・判断能力を確認する

- 「病状について，主治医の先生からはどのようにお聞きになられていますか」
- 「前回，化学療法の副作用についてご説明させていただきましたが，その後しびれの方はいかがでしょうか」

＊医療者からの情報提供内容が，患者の中でどのように認識・行動化されているかについて，語りの中から能力を判断する。

＊職種により情報処理・判断能力が異なるため，患者の職業を参考にしてみるのもよい（例：研究者の場合，常に何かを探求しているため，病気や治療についても科学的データに基づいた情報を求める傾向がある）。

❸ 患者にとっての受け入れやすい情報の判断基準を引き出す

- 「先ほど，いくつかの方法をお示ししましたが，ご自宅でできそうなものは何かありましたか」
- 「先ほど，治療方法について説明があったと思いますが，わかりづらい用語や内容はありましたか」

＊患者にとって受け入れやすい方略や情報は何か，患者のものさしとなるものを探る。

＊医学用語は，用語の定義だけでなく，意味内容ができるだけわかるように解説（翻訳）する。

技法 19 患者が活用できる情報を提供する

　現代は医療関連情報が氾濫しています。このような社会における医療者の役割は，患者が最短の道のりで必要な情報にたどり着けるようにガイドすることです。

　情報へのアクセシビリティは患者によって異なります。そのため，インターネットへのアクセス環境が整っているか，どのような検索エンジンを用いているかなどについて確認する必要があります。

　また，外来通院中や相談室へ訪れた患者の場合には，医療者との接点が断片的となるため，この先必要となりそうな情報について，あらかじめ提示しておくことも必要です（情報へのアクセス手段を伝えるのみでもよい）。

　具体的には，以下 ❶～❸ に示すかかわりとなります。

> ❶ 信頼性のある情報にアクセスできるようリソースを紹介する
> ❷ 治療や症状に個人差があることを説明する
> ❸ 今後起こりうる可能性があることについてイメージ化を促す

実践例

❶ 信頼性のある情報にアクセスできるようリソースを紹介する

- 「今後の治療について別の選択肢を探される場合には，セカンドオピニオン外来を受診する方法もあります」
- 「患者会でお聞きになられた治療は，おそらく粒子線治療のことだと思います。近隣では○○で受けることができますので，1度お問い合わせになってみてはいかがでしょうか」

＊ウェブサイトに掲載されている情報は，個人の体験談から専門家の意見までさまざまであるため，患者が信頼性のある情報にたどり着くことができるよう情報の接し方を伝える。

※患者が必要性を感じたとき，自ら情報にアクセスできるようあらかじめリソースを紹介しておく。

② 治療や症状に個人差があることを説明する

- 「放射線治療を終えたあとの晩期の障害は，以前に手術や化学療法を受けていると起こりやすくなることがあります」
- 「同じ胃がんであっても，がんのできている部位によって切除する範囲が異なります。胃を 1/2 切除する場合と全部切除する場合では，手術後の食生活で気をつける点が異なります」
- 「知人の方は，同じ乳がんでもおそらく早期の段階で発見されたのではないかと思います。がんの標準治療は，診断されたときの状態 (進行度) によって異なりますので，A さんの場合には化学療法を勧められたのだと思います」

③ 今後起こりうる可能性があることについてイメージ化を促す

- 「放射線治療が進んでいくと，放射線が当たっている部位に一致して炎症が起こります。皮膚が赤くなったり，かゆくなったりします。同時に毛穴も炎症をおこすので，治療部位の毛が抜けたり，汗が出にくくなったりする可能性があります」
- 「今後，在宅療養中に黄疸，おなかの右上の鈍痛，からだのだるさなどが出始めたらすぐに病院へ行ってください」

※例えば「放射線治療に伴う皮膚，毛嚢の炎症」「大腸がんの肝転移」などを予測し，見通しを立てた情報提供を行う。そのような状況になったときにどうすればよいのか，判断基準と行動を明確化すると患者にとってはわかりやすい。

客観的指標を—意見として伝える

医療を進めるプロセスにおいて，看護者は患者の個別性をとらえてケアしますが，患者が治療方法の選択に迷っている場合には，客観視するための指標を伝えることも重要となります。患者は選択肢の判断指標を知ることにより，主治医の判断や説明が理解でき，選択肢を比較検討しやすくなります。

具体的には，以下 ❶ ❷ に示すかかわりとなります。

❶ 医学的な判断基準を示す
❷ 専門家としての客観性を示す

- 実践例

❶ 医学的な判断基準を示す

- 「化学療法の継続については，副作用をグレードで評価し，ある一定の段階になったら中止を検討します。その際，Aさんの自覚症状を参考にさせていただくことになります」

＊患者は，医療者の判断基準がみえることにより，治療の進め方をイメージ化することができる。

❷ 専門家としての客観性を示す

- 「主治医から化学療法の説明を受けられたと思いますが，A剤とB剤では○○の点が異なります。また，治療中の生活においても○○の副作用のあらわれ方が異なります」
- 「主治医より痛み止めの種類を変更する話があったと思いますが，がんによる痛みの場合，一般的にはオピオイドが効きやすいといわれています」

＊基本的には，患者の事例に合わせた情報提供を行うが，治療に関連した情報の場合には客観的な指標として標準治療やガイドライン等を提示することにより，患者に判断指標が備わり選択肢を比較しやすくなる。

技法 21 対処の緊急性や重要性を伝える

　情報提供において，患者のニーズをもとに個別的な情報を選択的に提供したうえで，さらに大切なことは，それぞれの情報がどれぐらい重要であるかという点についても合わせて伝えることです。患者によっては，受け入れやすい情報，聞きなれた情報，印象に残った情報などが優先的に記憶に残ってしまうことがあります。そのため，情報によっては緊急性や重要性についても丁寧に説明する必要があります。

　具体的には，以下 ❶ ❷ に示すかかわりとなります。

> ❶ 予測できる有害事象をあらかじめ提示し早期対応の必要性を示す
> ❷ 症状コントロールの重要性について説明する

- 実践例

❶ 予測できる有害事象をあらかじめ提示し早期対応の必要性を示す
- 「化学療法の副作用の1つに下痢があります。長期化すると治療が継続できなくなることもありますので，我慢せず医療者へ相談してください。腸に刺激のある食べ物は避け，脱水を予防するためにスポーツ飲料などを摂取するようにしましょう」

❷ 症状コントロールの重要性について説明する
- 「痛みを長い間我慢していると，眠れなくなったり，食欲がなくなったり，体の動きが制限されたりして，気分がふさぎこみがちになります。痛みの治療を早く開始するために，痛みの状況を医療者へ伝えてください」

スキル6

治療・ケアの継続を保障する

医療者は，治療のプロトコルやクリニカルパス，看護計画などに基づいて，日々の治療や看護を行っています。そのため，患者が現在どの時期にあり，今後どのような経過をたどるのかについてある程度想像することができます。

しかし，患者の認識は医療者とは異なり，「この先はどうなるんだろう？」，「自宅で症状が出てきたときにはどうしたらよいのか？」，「どんなときに受診したらよいのか？」，「転院したらこれまでと同じケアが受けられるのか？」など，療養生活の中でさまざまな不安を抱いています。そのため，看護者は治療やケアの方向性を示し，患者が先を見通せるようにする必要があります。患者は，治療やケアの継続が保障され先のことが見通せるようになると，今後のことを考える余裕がでてきます。そして1歩先へ進むことができるという点で意思決定の後押しになるといえます。

この【スキル6　治療・ケアの継続を保障する】は，以下の技法を含みます。

技法22 医療者間の連携を強化する

技法23 サポートの求め方を伝える

技法24 患者のペースに合わせて段階的に取り組むことを伝える

技法 22 医療者間の連携を強化する

　地域の中で患者が安心して療養できる環境をつくるためには，医療者間の連携が必要となります。

　患者は意思決定するにあたり，「この選択肢に進んだ場合どうなるのか？」，「誰がサポートしてくれるのか？」，「そこでは，どのようなサポートが受けられるのか？」などの疑問を抱いていることがあります。このような疑問を患者が抱かなくてすむように，看護者は患者の了解を得て医療者間で情報を共有し，意思決定支援にあたる必要があります。これは，同一施設内に限ったことではなく，地域の医療機関や診療所，訪問看護ステーションなどとの連携も含みます。

　具体的には，以下❶❷に示すかかわりとなります。

> ❶ 医療者間の連携を図り，意思決定にまつわるケアが継続できるよう調整する
> ❷ 治療や療養の場所が変わっても，継続したケアが受けられるよう調整を図る

• **実践例**

❶ **医療者間の連携を図り，意思決定にまつわるケアが継続できるよう調整する**
- 「乳房再建を希望されるようでしたら，方法が複数ありますので，手術を受けられる前にあらかじめ主治医へ伝えておいた方がよいと思います。もし必要でしたら，私の方からも伝えておきます」
- 「現在の痛みの状況からすると，痛み止めの薬が足りないようです。もし伝えにくいようであれば，私の方から今お伺いした状況を主治医へ伝えておきますが，いかがでしょうか」

  ＊患者が再建術の選択肢を知らずに「乳房再建は手術後に考えればよい」と認識していたり，鎮痛剤の効果判定方法を知らずに「もうしばらく様子をみよう」としている様相がみられたら，まずは患者から主治医へ現状を伝えられるか確認する。

- ＊患者から主治医へ伝えにくい様子が伺えたら，代弁者としての役割を果たし，患者が治療のルートにスムーズにのれるよう迅速に医療者間の連携を図る（このとき，患者の同意を必ず得ることに留意する）。
- ＊患者の意思決定にまつわるニーズ，身体状況，利便性，効率性に合わせた対応ができるよう部門間の調整を図る。

❷ 治療や療養の場所が変わっても，継続したケアが受けられるよう調整を図る

- 「お仕事をしながら，外来で化学療法を受けるご予定と伺いました。ただ，職場から病院まで2時間以上かかるとのことなので，職場の近くで夕方に治療が受けられる医療機関へ移る方法もあると思います。もし希望されるようでしたらそちらの方へつなぐお手伝いをさせていただきます」
- 「手術後のリンパ浮腫に対するケアについては，転院先でも継続して受けられるよう，こちらから情報提供させていただきます」
- ＊患者ができるだけ QOL を維持しながら治療や療養を継続できるよう，地域連携を強化する。また，そのことをあらかじめ患者にも伝え，ケアの継続性を保障する。

サポートの求め方を伝える

　意思決定支援においてサポートが必要となるタイミングは，いつ訪れるかわかりません。そのため，患者がサポートの必要性を感じたときにすぐに求めることができるよう，どのようなサポート体制を準備しているのかという点について，具体的に伝えておく必要があります。

　具体的には，以下❶〜❸に示すかかわりとなります。

❶ サポートしたい意向を伝える
❷ 自分で抱え込まず相談することの大切さを伝える
❸ 在宅療養中にサポートを求める基準を提示する

- 実践例

❶ サポートしたい意向を伝える

- 「ご自宅に戻られてから，気持ちが変わるようなことがありましたら，ご連絡ください」
- 「今後は，外来での治療になりますので，ご自宅で生活されている間に感じられた症状についてメモに書き留めていただけますか。次回来院されたときにその内容を見せていただき，副作用への対策について一緒に検討できればと思います」

＊患者のセルフケア能力に応じて，医療者との接点をどのようにもつのが適切であるか検討する。
＊患者が症状を呈している場合，どのような状況にあるか（何もできないほどつらい，身体のモニタリングは可能，受診の必要性についてある程度判断できる）によって支援方法が異なる。そのため，あらかじめ患者の状況を想定し，医療者との接点のもち方を患者へ伝えておく必要がある。
＊医療者が，患者の身体へ関心を示し，変化があれば支援したいという気持ちを伝える必要がある。こうすることで患者は支援を求めることに躊躇しなくなる。

❷ 自分で抱え込まず相談することの大切さを伝える

- 「ご自宅に帰られて何かお困りになったときには，その内容に応じてサポートできそうな人をご紹介させていただきますので，いつでもご連絡ください」
- 「職場では病気のことについて話題にできないため，つらいご様子ですね。もしよろしければお話を伺わせていただけますか。少しでもお気持ちが軽くなるお手伝いができればと思います」

＊相談内容に応じたトリアージ，すなわち相談を受けた看護者がすべて対応しようとするのではなく，医療者の中から患者にとって最も適切なサポーターを見つけることが大切である。

＊主治医，外来看護師，相談室，地域連携室，患者会などのリソースについて，日ごろから連携を図り情報収集しておく。

❸ 在宅療養中にサポートを求める基準を提示する

- 「本日処方されたお薬を飲まれて，翌日になっても痛みが変わらないようであれば連絡をください」
- 「寝つきがわるくなったり，食事が美味しく感じられなくなるようであれば，我慢せずご連絡ください」

＊処方を変更した場合の評価時期，症状出現時に受診する目やす，医療者の活用方法などについては，できるだけ具体的に提示し，患者の行動化を促す。

＊身体状況の変化について，セルフモニタリングする方法を伝える。

技法 24 患者のペースに合わせて段階的に取り組むことを伝える

　医療者は，今後患者に起こりうることを予測し，先だって情報提供しようとする傾向があるのではないでしょうか？　しかし，患者の中には「そのような状況になってから考える」「先のことを心配してもしょうがない」という考え方の人もいます。また，複数の意思決定を同時に行っていくことはできない場合もあります。そのため，看護者は患者のペースに合わせて療養方法を調整していく必要があります。

　具体的には，以下 ❶ に示すかかわりとなります。

> ❶ 新たな生活を再構築するために段階的に療養方法を整えていく方略を提示する

- 実践例

❶ 新たな生活を再構築するために段階的に療養方法を整えていく方略を提示する
- 「今は，痛みが十分にコントロールできていない状況ですので，痛みが落ち着いてから○○の件は一緒に検討しましょう」
- 「まずは治療方法をどうするかについて話し合い，その後療養先について検討しませんか」

＊患者が，同時に複数のことを検討しなければならないと焦りを感じたり，混乱している場合には，1つずつ段階的に検討していく道筋を提示する。

スキル7 周囲のサポート体制を強化する

患者は，療養生活が安定していると意思決定に集中することができます。療養生活を整えるためには，患者のソーシャルサポートネットワーク（家族，友人，近隣，患者会，医療者，公的機関のサポートなど）がどの程度充足しているかを点検する必要があります。

支援体制が不足していると感じられた場合には，不足部分を補うために患者にとって必要なリソースをピックアップします。例えば，リソースである家族の脆弱性がうかがえる場合には，その部分を強化するかかわりが必要となります。

この【スキル7 周囲のサポート体制を強化する】は，以下の技法を含みます。

技法25 サポートのバランスを調整する

技法26 患者にとっての重要他者を支える

技法25 サポートのバランスを調整する

　患者へのサポートは必要性に応じて量やバランスを調整することが大切です。

　例えば，セルフケア能力の高い患者の場合には，自分にとって必要なサポートは何であるかを理解し，それは誰に依頼するとよいかという判断まで可能です。しかし，セルフケア能力が低下している場合には，患者自身のソーシャルサポートネットワークならびにそのサイズを把握し，サポートのバランスを調整していく必要があります。

　具体的には，以下❶❷に示すかかわりとなります。

> ❶ 患者が活用できそうなソーシャルサポートネットワークを探索する
> ❷ セカンドオピニオン外来の活用を提示する

・実践例

❶ 患者が活用できそうなソーシャルサポートネットワークを探索する

- 「治療期間が長くなり，お仕事のことでお困りのようですので，1度社会保険労務士の方に相談されてはいかがでしょうか」
- 「緊急時に対応してもらえる医療機関について，お住まいのお近くで探しましょうか」

＊療養生活上で困難さを抱えている様相がみられた場合には，意思決定にまつわる継続的なケアが行える専門家へつなぐことが大切である。
＊患者が，自らのソーシャルサポートネットワークを少しでも広げられるように，人的リソースを紹介する。

❷ セカンドオピニオン外来の活用を提示する

- 「どちらの治療にするか迷われているようですが，別の専門家より意見を聞いてみるのも1つの方法かと思います」

＊治療方法の選択について，患者が主治医からの説明だけでは決められない場合や

他にもっとよい治療があるのではないかと期待している場合には，患者本人が納得して決めることができるよう，セカンドオピニオン外来の活用を提案してみるのも1つの方法である。この場合，受診を推奨することにならないよう留意する。

技法 26 患者にとっての重要他者を支える

　家族や知人の意見が，患者の意思決定に与える影響は大きいものです。そのため，看護者は患者の支援者となる重要他者（家族，友人，子ども，親戚，兄弟など）が，正しく状況を理解しているか，疾患などについての知識があるかといった点について確認する必要があります。また，支援者自身が安定した状況におかれていないと，患者の支援を十分に行うことができなくなります。そのため，看護者としては患者はもちろんのこと，重要他者となる人も含めて支援することが重要です。

　具体的には，以下❶〜❸に示すかかわりとなります。

> ❶ 家族が支援者になれるようサポートする
> ❷ 家族に患者の気持ちに向き合う方法を伝える
> ❸ 患者に"真実を伝える"ことについて家族と検討する

- 実践例

❶ 家族が支援者になれるようサポートする

- 「（患者が認知症のために家族が代理意思決定しなければならない場合）ご本人の意思確認が難しいことはよくわかりました。認知症になられる前のご本人の様子についてお聞かせいただけますか」
- 「（家族に怒りをぶつける患者の対応に困っている場合）もともと，ご家庭の中では大黒柱として生活をしてきたため，他者の力を借りて生活をしなければならないことは，ご本人にとってはなかなか受け入れがたいことなのではないでしょうか」

＊家族に対して，気持ちの整理の仕方，具体的な療養方法，患者の状況に合わせた支援方法などを具体的に提示することにより，家族は支援者として機能できるようになる。
＊家族のサポートが患者にとってどれだけ意味があるかということを伝えながら，家族がもっている力を引き出していく（エンパワメント）。

❷ 家族に患者の気持ちに向き合う方法を伝える

- 「ご本人は治療中のため,副作用のことで身体が大変な状況かと思います。おそらく,吐きけで食事が進まず,何かを決められるような状況ではないのではないでしょうか」
- 「ご家族の方のお気持ちはよくわかりましたが,そのことについて,ご本人はどのように話されていますか」
- 「ご本人は,ご家族の方に心配をかけたくないと思い,そのように仰られているのではないでしょうか」

※患者との接点が少ない場合には,患者のサインを読み取る方法を伝える。
※家族の思いが強すぎると感じられた場合には,患者と家族の意見の相違点を明確にして調整を図る。

❸ 患者に"真実を伝える"ことについて家族と検討する

- 「予後についてご本人は正確には知らされていないようですが,身体がだんだんと弱っていくことについて,ご本人は何か仰られていますか」
- 「治療はこれで終わりますが,ご本人が小さいお子様のために何かされたいと思っていることはありますか」

※患者に病名告知のみで予後告知は正確にされていない場合,病状の悪化に伴い家族がどのように患者に対応したらよいか迷う場面がみられる。そのような場合,予後告知をすることを前提に話を進めるのではなく,患者のニードを少しでも充足できるような支援内容について検討することが大切である。

スキル8

情報の理解を支える

意 思決定のプロセスにおいて，情報は判断材料として重要なものです。情報を正確に認識していないと，自分の価値観とは合わない選択をしてしまい，想定外のできごとに遭遇して，後悔することにもなります（情報の伝え方は【スキル5　患者の反応に応じて判断材料を提供する】➡71ページ）。

看護者は，患者が情報を正確に理解し，意思決定するときの判断指標にできるよう，情報を可能なかぎり理解してもらえるようなかかわりをする必要があります。具体的には，患者が理解しづらい点に焦点をしぼり，その部分に関連した情報を理解しやすいかたちに翻訳するようなかかわりが必要となります。このようなかかわりをすることにより，患者からは「なぜ，そのようにしなければならないのかわかった」，「意味がわかってすっきりした」などの反応がみられ，患者は納得して先に進めるようになります。

この【スキル8　情報の理解を支える】は，以下の技法を含みます。

技法27 理解しづらい部分をひも解く

技法28 医学的な知識を理解しやすいかたちに置き換える

技法 27 理解しづらい部分をひも解く

　人は，自分が理解している部分については認識できますが，理解していない部分については認識しづらいものです。そのため，患者が理解しづらい部分については，対話の中から発掘していく必要があります。つまり，たくさんの情報に埋もれながらも，その人なりの筋道を立てて理解している様相を語ってもらい，その語りの中で矛盾していたり，誤解していたり，情報が不足している部分を見つけ出し，情報を補足していきます。

　具体的には，以下 ❶ 〜 ❸ に示すかかわりとなります。

❶ 患者が関心をもっている情報を確認する
❷ 患者にとって理解しにくい部分の情報を補足説明する
❸ 情報を分割して段階的に提供する

実践例

❶ 患者が関心をもっている情報を確認する

- 「(前立腺がんで待機療法中の患者の場合) PSA 検査の値が高くなってきたため，そろそろ手術を受けるべきか迷われているようですね。前立腺がんの診断と標準治療について，少し説明をさせていただいてもよろしいですか」
- 「標準治療と治験の違いとして，副作用があらわれたときの生活状況について心配されているようですね。もしよろしければ，副作用への対処方法について具体的に説明させていただきます」

❷ 患者にとって理解しにくい部分の情報を補足説明する

- 「主治医より，大腸がんの進行度は切除してみないとわからないと言われ，不安に感じていらっしゃるようですね。手術中に採取した腫瘍を

検査する方法（生検）について，少し説明をさせていただいてもよろしいですか」
- 「（悪性リンパ腫の診断後）主治医から化学療法を勧められて，この治療でいいのか心配になられているようですね。病態と治療方法については主治医より説明を受けたとのことですが，胃がんと悪性リンパ腫の治療法の違いについて少し混乱されているようですので，説明を加えさせていただいてもよろしいですか」

❸ 情報を分割して段階的に提供する

- 「（乳がんでトリプルネガティブの診断を受け，化学療法を勧められている患者の場合）トリプルネガティブとは，○○○のことを意味します。この場合，ホルモン療法は対象外となりますので，化学療法となります。化学療法の副作用としては，○○○です」
- 「（子宮頸がんの検査を受け，偽陽性と判定された患者の場合）子宮頸がんの検査と判定方法は○○○となります。偽陽性の場合，その後の検査は○○○となります」

＊一般的な情報提供ではなく，患者の認識や関心に応じて情報量を調整する。

医学的な知識を理解しやすいかたちに置き換える

　医療者が日常的に使用している医学用語は，患者にとっては言葉としての印象しか残らず，それが何を意味しているのかまでわからないことが多いものです。患者によっては，初めて聞く医学用語にとまどい，思考が停止してしまうこともあります。そのため，看護者は治療や身体の変化などについて，全体像がイメージできるようにしたり，目に見えない身体の仕組みを可視化できるような説明を加える必要があります。

　具体的には，以下 ❶ ❷ に示すかかわりとなります。

❶ 治療方針についてイメージしやすい情報を提示する
❷ 医学用語をわかりやすく解説し身体の理解を促す

• 実践例

❶ 治療方針についてイメージしやすい情報を提示する

- 「がんの治療として，手術療法は局所療法，化学療法は全身療法となります。身体の中で，がん細胞がどのくらい増殖しているかによって治療方法が異なってきます」
- 「原発がんと転移がんの場合では，治療方法が異なってきます。転移とは，がん細胞が最初に発生した場所から血管やリンパ管に入り込み，別の臓器や器官へ移動し，そこで増えることをいいます」

＊「転移したがんはなぜ手術できないのか？」と質問を受けた場合には，上記に示すとおり，患者が誤って認識している部分を修正したり，不足している情報を補足説明する。そうすることにより，患者はなぜその治療が必要なのかということを理解することができる。

❷ 医学用語をわかりやすく解説し身体の理解を促す

- 「倦怠感とは，"体がだるい"，"体がしんどい" など，疲れやすさや脱力感，全身が衰弱した感じのことをいいます。また，"やる気が出な

い"，"集中力がない"などの精神的疲労感も含みます」
- 「白血球は，病原菌と戦い体を守る働きをしています。白血球のうちもっとも多いのは好中球で，全白血球の60〜70%を占めます。抗がん剤の影響で好中球が減少すると，病原体と戦う身体の抵抗力が低下して感染しやすくなります。抗がん剤投与後約7〜14日ごろに最も減少しやすく，好中球が1,000/mm^{3}以下になると，感染しやすくなるといわれています」

＊治療に伴う有害事象のコントロールとして身体症状のモニタリングをする場合，患者自身ができるだけイメージしやすい情報を提供する。
＊患者の判断能力，セルフケア能力，こころの状態を見定めながら医学情報を提示する。
＊患者が医学的判断の根拠やプロセスを理解できるように，わかりやすく伝える。

スキル9

患者のニーズに基づいた可能性を見出す

意思決定支援の最終段階として，患者が選択しようとしている方向性が患者のニーズに即しているのかという点について点検する必要があります。これは，患者が「誰かに言われたからではなく，自分の意思で決定した」と自覚し，納得して先に進むためには重要なかかわりとなります。

この【スキル9 患者のニーズに基づいた可能性を見出す】は，以下の技法を含みます。

技法29 患者のニーズを汲み取り限界ではなく可能性を見出す

技法30 意思決定の方向性を強める

技法 29 患者のニーズを汲み取り限界ではなく可能性を見出す

　医療者が提示する選択肢には，患者が望まない選択肢が含まれている場合があります。患者によっては，病気の進行や家族の介護力の低下により，望まない方向へと進まざるをえないこともあります。

　たとえこのような状況であったとしても，看護者は限界を示すのではなく，目先の可能性を見つけだすようなかかわりをもつことが大切です。

　具体的には，以下❶❷に示すかかわりとなります。

> ❶ 患者の変化を読み取りながら解決の糸口を見つける
> ❷ 患者自身ができることについて，あらゆる角度から可能性を探る

- 実践例

❶ 患者の変化を読み取りながら解決の糸口を見つける

- 「もうこれ以上治療ができないのであれば，娘さんになるべく迷惑をかけずに安らかな最期を迎えたいと思っていらっしゃるのですね。今後，在宅療養から施設へ入所されるタイミングについて，具体的に検討してみましょう」
- 「(リンパ浮腫のある患者の場合) ご自身でマッサージされているようですが，一部やりにくい部分があるようですので，近くにお住まいのお嫁さんにどのような形であればお願いできそうか，一緒に検討してみませんか」

❷ 患者自身ができることについて，あらゆる角度から可能性を探る

- 「治療方針が決定するまでの間にがんが進行してしまうのではないかと不安になり，すぐに治療にとりかかれないことにいらだちを感じられているようですね。治療待機中，ご自身でできそうなことについて，一緒に考えてみませんか」
- 「これで治療は終わりますが，今後は定期的に外来で検査を受けてもら

うことになります。社会復帰までの期間にどのように生活範囲を広げていったらよいのか，具体的に検討してみましょう」

* 患者や家族は，治療に関しては医療者に任せる気持ちでいることが多い。しかし，治療待機中や治療終了後に自分に何かできることはないのかと模索し，気持ちが落ち着かないことがある。そのような場合，免疫力を高める方法，ストレスマネジメントの方法，生活習慣の見直しなどについて，患者の実生活に応じた方略をともに考えることにより，精神的に安定し先に進むことができる。
* 患者のニーズがあれば，治療以外にできること，今後受けられるケアの方向性，現状を少しでも改善するための対処方法などについて，あらゆる角度から可能性を探る手伝いをする。

技法 30 意思決定の方向性を強める

　最終的な意思決定が,「なんとなく,気がついたらそうすることに決めていた」ということにならないように,患者の決定を最終確認することが必要となります。患者は,選択肢の先をイメージし再確認することによって,より強い意志をもってその先に進むことができるようになります。これは,患者が療養生活の中で1つひとつの意思決定を納得して進めていくためには大切なことです。なぜなら,自分が納得して決めたという体験は,次の意思決定をする際の自信へとつながるからです。

　具体的には,以下❶〜❸に示すかかわりとなります。

❶ 1つの方法を選択した場合の生活のイメージ化を促す
❷ 見えてきた方向性を確認する
❸ 継続していく意思を強化する

- **実践例**

❶ 1つの方法を選択した場合の生活のイメージ化を促す

- 「放射線療法を受ける場合,6〜8週間通院して治療を受けることになります。治療直後にあらわれやすい症状は○○○で,照射している皮膚のケアとしては○○○について注意してください。また,半年から数年経ってあらわれる症状は○○○です」
- 「緩和ケア病棟では,具体的に○○○のようなケアが受けられます。○○さんはできるだけご家族の方と一緒に過ごすことを希望されていましたので,一般病院よりは過ごしやすくなると思います」

＊患者が,その選択肢に進んだ場合にはどのような状況になるか,生活のイメージを膨らませる。
＊提供する情報は,患者の身体状況を予測し,できるだけ現実味のある行動レベルでの情報を提供する。

❷ 見えてきた方向性を確認する

- 「治療中は、食事の宅配サービスを受けられることにされたのですね。初めはご主人の反応を気にされていましたが、その後何か話をされましたか」
- 「化学療法を受けることに決められたようですが、当初気にされていた脱毛のことについては、どのように対応するか決められましたか。」

＊患者の意思決定の方向性が定まっているか確認する。
＊患者の認識や心理的反応を確認しながら、今後の生活について確認作業を行う中で、患者が納得して先に進めるように支援する。

❸ 継続していく意思を強化する

- 「ホルモン療法を3週間休薬しても、副作用の状態に変化が見られなかったため、再発リスクを考え治療を再開する決心をされたようですが、お仕事の方は大丈夫ですか」
- 「ご病気のことをお子さんに話される決心をなさったようですが、具体的にどのような伝え方をされるかお気持ちは固まりましたか」

＊患者が、治療継続にあたり必要なことを認識できているか確認する。
＊患者の選択すべき方向性が決定した場合、その段階でさらに情報を提供し、意思決定の方向性を強める。

第**3**章

NSSDMを用いた意思決定支援の実際

　この章では，第2章で紹介した9つのスキルと30の技法の用い方について，事例を通して紹介します。

　臨床では，患者が複数の課題を抱え，意思決定場面が数回にわたる場合があります。そのため，ここで紹介する意思決定支援プロセスよりも複雑になる可能性があります。

　ここでは，プロセスレコードを通して基本的な使い方をつかんでください。

事例 1　標準治療をかたくなに拒否する場合

- Aさん，50歳代，男性
- 右大腿部軟部肉腫
- 主治医からは「腫瘍を切除します。局所再発の可能性を減らすために，腫瘍のまわりの健常な組織を含めて広範に切除する必要があります。そのため，少し歩きづらくなるかもしれません」と説明を受けている。

Pt：患者，Ns：看護者

Pt：痛くないのに，なぜ大きな傷をつくらないといけないんですか。そんなのは，納得できません。そんな手術は受けたくないです。

Ns：主治医より治療方針について，説明があったようですね。①今のお気持ちについて，もう少しお聞かせいただけますか。

Pt：いいです。手術は受けませんから。

Ns：そうですか。②手術は受けられたくないのですね。

Pt：はい。なぜ，がんではない部分までとらないといけないんですか。それによって，歩けなくなるかもしれないなんて。

Ns：③広範囲に切除することに抵抗があるのですね。

Pt：がんの部分をとるのはしかたないと思います。でも，それ以外の部分もとるなんて…だから，病院で治療を受けるのはいやなんです。

Ns：④病院で受ける治療に抵抗があるようですが，そのことについてもう少しお聞かせいただけますか。

Pt：20代のときに膵炎で入院しましたが，そのとき

① 技法1
感情を浮かび上がらせる

② 技法2
表出された感情と向き合う
＊無理に手術の必要性を説明しようとしない。

③ 技法2
表出された感情と向き合う
＊患者が何に対して抵抗感を抱いているのか，表面化させる。

④ 技法5
潜在的に抱えている問題の表面化につきあう
＊手術を拒否する原因を探す。

事例 1　標準治療をかたくなに拒否する場合

点滴をしても腹の痛みがなかなかとれず苦しみました。結局，治療しても効かないんです。それなら今回は，治療はやめてがんに効く健康食品でも飲んで，それで治った人もいるみたいなので…とにかく手術は受けません。

Ns：そうですか，膵炎のときには大変な思いをされたのですね。⑤

Pt：今でも，あのときの痛みを覚えています。2～3回入退院を繰り返しましたから…。

Ns：痛みがなかなか改善せず，治療の効果が感じられなかったのですね。⑥病院へ入院したのに痛みがとれないとなると，よりつらかったですよね。膵炎を繰り返し経験され，その時期お体はもちろん，気持ちも落ち着かなかったのではないですか。そのような状況を，よく乗り越えられましたね。⑦

Pt：はい。なので，今回は手術ではなく，がんに効くといわれる健康食品を飲もうと思っています。それで治るかもしれないので…とにかく手術は受けません。

Ns：そうですか。健康食品は何か予定されているものがあるのですか。⑧

Pt：フコダインです。がんに効果があるという記事をみました。

Ns：手術を受けずに，フコダイン療法を受けようと思っていらっしゃるのですね。何か具体的に情報をおもちなのですか。⑩

Pt：このあいだ話を聞きにいったところ，3～6か月使って効果をみるようです。でも，何をもって効果をみるのかよくわからなくて…正直なところ，それで効果がなかったときに手術を考えてもいいのかと思っています。

⑤ 技法 3
　感情を受け止める

⑥ 技法 3
　感情を受け止める

⑦ 技法 4
　これまでの療養方法をねぎらう
　＊がん治療ではなく，膵炎の治療に話題がそれているように感じるかもしれないが，無理に話題を戻そうとしない。患者の気がかりにじっくりと付き合う姿勢を示す。

⑧ 技法 11
　セルフケア能力の査定
　＊健康食品と聞き，最初から否定的な反応を示さない。

⑨ 技法 5
　潜在的に抱えている問題の表面化につきあう
　技法 6
　共有すべき問題の点検

⑩ 技法 11
　セルフケア能力の査定
　＊患者がどのような情報をもとに判断しているのか，潜在的なセルフケア能力とともに判定する。

105

Ns：はじめは，身体への侵襲が少ない治療を試してみて，⑪効果がなければ手術をとお考えになられているのですね。手術で広範囲に切除した場合，機能障害が残るかもしれないことを気にされているのですね。

Pt：はい。仕事がありますから。仕事ができなくなるようでは，家族が困りますから。

Ns：治療を受けたあとに，お仕事が続けられるかどうか気になさっているのですね。そうですよね，治療⑫は成功したけど，ご家族が生活を続けられなくなっては困りますよね。そのお気持ちはよくわかります。

Pt：そうなんです，足が動かなくなると今の仕事はできなくなるので，そうなるとおそらく職場にいられなくなると思うんです。子どもがまだ中学生なので，本当はきちんと治療を受けて治したいという気持ちもあるのですが…。

Ns：そうですか，主治医より治療内容についてお話⑬を聞かれたとは思いますが，軟部肉腫の標準治療と手術後の機能障害について，少し説明を加えさせていただいてもよろしいでしょうか。

Pt：はい。お願いします。

Ns：軟部腫瘍の標準治療は，腫瘍ができた部分を切除することが基本になります。手術の場合には，腫瘍を周囲の正常な組織で包み込み一塊として切除することになります。Aさんの場合は右大腿部ですので，筋肉も一部切除することになります。しかし，主治医⑭に確認したところ，歩けなくなるような機能障害はおそらく起こらないだろうということでした。

Pt：そうなんですか。

Ns：はい。今，身体の症状として何か気になること⑮はありますか。

⑪ **技法7**
療養状況にまつわる価値観の確認
＊手術を全面的に拒否しているわけではないということを際立たせる。

⑫ **技法8**
患者の療養生活に対する認識を認め肯定的な評価をかえす

⑬ **技法9**
誤解している認識を解きほぐす
＊患者が情報を聞ける体制にあるか，必ず確認する。

⑭ **技法9**
誤解している認識を解きほぐす
＊患者は，手術後の機能障害について「足が動かなくなる」と理解しているため，患者の病態をもとに切除範囲や機能障害の程度について具体的に提示することにより，誤解している部分を修正する（このとき，主治医に病態や治療方針について確認する）。

⑮ **技法12**
意思決定の阻害につながる身体状況のアセスメント
＊意思決定能力に影響を与えるような身体症状がないか確認する。

事例 1 　標準治療をかたくなに拒否する場合

Pt：いえ，何もありません。ただ，脂肪の塊だと思っていたら，がんだったなんて，今でも信じられません。
Ns：症状がないと実感がわきませんよね。
⑯
Pt：そうなんです。手術でその塊をとると言われても，気持ちが…。
Ns：説明は理解できても，気持ちがついていかないような感じですか。
⑰
Pt：はい。でも，今日話を聞いてもらい，だんだんとがんと向き合わなければならないという気持ちになってきました。
Ns：そうですか。がんのことが受け止められないときに，治療のことまで考えるのは大変ですよね。今
⑱
まで伺ったお話の内容からすると，手術を受ける前にフ
⑲
コダイン療法を受けるかどうか迷われているようですが，どちらにするのか決定するまでには，少し時間があります。次回の外来が 2 週間後になりますので，そのときまでにお考えになられてはいかがでしょうか。
Pt：はい。そうします。
Ns：それから，今後の治療のことを考えるにあたり，
⑳
他に何か気になることはありますか。
Pt：手術後はどのような感じになるのでしょうか。
Ns：手術で，周囲の血管や神経，筋肉をどのくらい切除することになるかによって，回復過程は異なってくると思います。A さんの場合，主治医より患肢温
㉑
存術になると聞いていますので，手術時の切除縁を検査し，その後の治療方針が決定すると思います。
Pt：そうですか。仕事には復帰できますか。
Ns：傷の回復に合わせてリハビリを開始し，早々に
㉒
退院することができると思います。その後は，お仕事をされながら外来通院をしていただき，経過観察して

⑯ 技法 2
表出された感情と向き合う

⑰ 技法 2
表出された感情と向き合う

⑱ 技法 3
感情を受け止める
⑲ 技法 10
意思決定に猶予を与える
＊患者が納得した意思決定ができるように，選択肢について検討可能な時間を明確にする。

⑳ 技法 17
問題解決に必要な情報を確認しながら見定める
＊外来通院中の場合には，医療者との接点が限られるため，先だって必要な情報はないか確認しておく。

㉑ 技法 19
患者が活用できる情報を提供する
＊患者が先を見通すことができるような情報を提供する。

㉒ 技法 19
患者が活用できる情報を提供する

107

いくことになります。

Pt：そうですか。抗がん剤や放射線治療はしないのですか。

Ns：標準治療では，切除できない場合や，手術時の切除縁を検査しがん細胞が検出された場合には放射線治療を追加することになります。Aさんの場合には，切除できる状態なので，まずは手術療法が第1選択となりました。

㉓ 技法 20
客観的指標を一意見として伝える
＊ここでは，一般論ではなく患者の病期に即した情報を提供する。

Pt：とれるだけ，よいってことですね。

Ns：臨床病期の分類では，Ⅰ〜Ⅱ期ということですので，そうですね。

㉔ 技法 20
客観的指標を一意見として伝える

Pt：初めて，よい情報を1つ聞いた気がします。

Ns：その他，何か気になることはありますか。

Pt：今のところ大丈夫です。

㉕ 技法 17
問題解決に必要な情報を確認しながら見定める

Ns：わかりました。ご自宅へ戻られ，次回の外来までに何か気になることがありましたら，いつでもお電話ください。何か，必要なことがありましたら，サポートさせていただきます。

㉖ 技法 23
サポートの求め方を伝える
＊患者によっては，治療方法の意思決定をするにあたり療養生活上の情報が必要となる場合があるため，あらかじめサポート体制があることを示しておく。

Pt：治療のこと，先生（主治医）からの説明内容が少しわかってきましたので，家でもう一度ゆっくりと考えてきます。

2 回目

Pt：あれからしばらく考えて，手術を受けることに決めました。今日，これから診察があるので，そのときに先生に伝えようと思います。

Ns：手術を受けるお気持ちになられたのですね。手術後の機能障害のことを心配されていましたが，お気持ちの整理はつかれたのですか。

㉗ 技法 30
意思決定の方向性を強める
＊患者は，手術による身体への侵襲を気にしていたため，その気持ちはどのように折り合いをつけたのか再確認する。

Pt：はい。最初はどのくらいの障害が残るのかわから

ず，歩けなくなっては困ると思っていましたが，話を聞いて何とか仕事も続けられそうだとわかりましたので。

Ns：先日，ご説明させていただきましたとおり，手術で，周囲の血管や神経，筋肉をどのくらい切除することになるかによって，回復過程は異なってくると思います。そのため，仕事へ復帰できる目やすも立てにくい状況ですが，お仕事の方は大丈夫ですか。

Pt：それは，これから職場に相談しないといけないので，どうしようかと思っています。

Ns：お仕事は，どのくらいであればお休みすることができそうでしょうか。

Pt：聞いてみないとわかりません。休んでいる間のお金のことも気になりますので。

Ns：そうですよね。今後，職場に相談されたのち，治療を継続するうえで何かお困りになるようなことがありましたら，院内には医療ソーシャルワーカーも在籍しておりますので，いつでもご相談ください。

Pt：はい，わかりました。子どものためにも，しばらくは死ぬわけにはいきませんので，手術は受けようと思います。

㉘ **技法30**
意思決定の方向性を強める
＊患者は，手術後の機能障害により仕事ができなくなることを気にしていたので，仕事の調整ができたのか再確認する。

㉙ **技法23**
サポートの求め方を伝える

解説

　Aさんの場合，当初は手術を拒否していました。医療者としては，患者が標準治療を拒否した場合，必要性を説明して説得したくなるのではないでしょうか？　しかし，患者を説得しようとする姿勢は逆効果となることも多いのです。Aさんの場合も，外来看護師から手術の必要性を説明されることにより，かえって手術への拒絶反応が出てきてしまいました。

　その後，感情を共有しながら原因を探索したところ，Aさんが手術を拒否する原因は，(1)膵炎治療時の西洋医学に対する不信感，(2)仕事を継続するため

にできるだけ身体に負担の少ない治療をしたい，という価値観に基づいていることが明らかとなりました。この原因を受け止めたことにより，Ａさんはこちらが示す情報に関心を示すようになりました。そして，本音を語り始めたのです。

事例1で使用したスキル・技法

- **スキル1** 感情を共有する
    - 技法1 感情を浮かび上がらせる
    - 技法2 表出された感情と向き合う
    - 技法3 感情を受け止める
    - 技法4 これまでの療養方法をねぎらう
- **スキル2** 相談内容の焦点化につきあう
    - 技法5 潜在的に抱えている問題の表面化につきあう
    - 技法6 共有すべき問題の点検
    - 技法7 療養状況にまつわる価値観の確認
    - 技法8 患者の療養生活に対する認識を認め肯定的な評価をかえす
    - 技法9 誤解している認識を解きほぐす
    - 技法10 意思決定に猶予を与える

（手術を拒否する理由を探ることから始めた）

- **スキル3** 身体状況を判断して潜在的な意思決定能力をモニターする
    - 技法11 セルフケア能力の査定
    - 技法12 意思決定の阻害につながる身体状況のアセスメント
- **スキル5** 患者の反応に応じて判断材料を提供する
    - 技法17 問題解決に必要な情報を確認しながら見定める
    - 技法19 患者が活用できる情報を提供する
    - 技法20 客観的指標を一意見として伝える

（手術後の生活が見通せるようにした）

- **スキル6** 治療・ケアの継続を保障する
    - 技法23 サポートの求め方を伝える
- **スキル9** 患者のニーズに基づいた可能性を見出す
    - 技法30 意思決定の方向性を強める

事例2 化学療法の治療継続を迷っている場合

- Bさん，60歳代，女性
- 膵臓がん，肝転移，Ⅳb期，化学療法中（GEM：ジェムザール®＋TS－1：ティーエスワン®），1クール目は入院治療，2クール目からは外来通院治療。
- 副作用として，嘔気，嘔吐，倦怠感などの症状が出現している。
- 日中は気持ちが不安定となり，夜間は不眠のため内服薬を処方されている。

Pt：患者，Ns：看護者

1回目

Pt：これで治療が2クールやっと終わりました。
Ns：治療中は，何か症状はありましたか。
Pt：とにかく，大変でした。吐きけで食欲はなくなり，食べても吐いて，身体もだるくて…。
Ns：①そうですか，かなりおつらかったようですね。
Pt：ええ，つらかったです。昼間も身のおきどころがなくて，落ち着かないし，夜も眠れなくて…。
Ns：②そうですか，夜も眠れないようですと，お体は随分としんどかったのではないですか。③そのような状態で，2クールをよく乗り切られましたね。
Pt：そうなんです。こんな感じで症状が続くのであれば，3クール目の治療はどうしようかと思っています。
Ns：④副作用がつらかったので，次の治療はやめようかと思っていらっしゃるのでしょうか。
Pt：ええ，吐き止めの薬も効かないし…。
Ns：⑤薬はお持ちですか。
Pt：はい，追加で処方してもらっていますが，ずーっ

① 技法1
感情を浮かび上がらせる

② 技法2
表出された感情と向き合う

③ 技法4
これまでの療養方法をねぎらう
＊患者にとってどれくらい苦痛だったか，その程度に応じて共感度を高くする。

④ 技法6
共有すべき問題の点検
＊患者が抱えている真の問題であるか確認する。

⑤ 技法5
潜在的に抱えている問題の表面化につきあう

と気持ちわるいので，いつ飲んだらよいのかわからなくて，飲んでいません。

Ns：そうですか。お薬を内服することに抵抗がありますか。⑥

Pt：いえ，いつ飲んだらよいのかわからなくて…聞くこともできないし。

Ns：吐きけ止めのお薬は，抗がん剤を投与する1時間前に内服し，その後1日1回ずつ継続して内服されるとよいと思います。もし，3クール目をされる場合には試してみてください。⑦

Pt：そうなんですね。入院中はまだよかったんですが，外来になってからは誰に聞いたらよいのかわからなくて…いろんなことを。

Ns：吐きけ止めの使い方以外に，どのようなことがお困りでしたか。⑧

Pt：治療のつらさが思うように伝わらず，誰にもわかってもらえないような気がして…。

Ns：副作用がどれほどつらいのかが表現しにくく，周りの人にはわかってもらえない。そのようなお気持ちで治療を乗り越えられたのですね。⑨

Pt：はい。本当につらかったです。夜も眠れなくて。

Ns：睡眠導入剤のお薬はおもちですか。⑩

Pt：はい，それを処方してもらってからは少し眠れるようになりました。

Ns：それは，よかったです。昼間に身のおきどころがなくて，落ち着かないということでしたが，こちらのお薬は何かおもちですか。⑪

Pt：はい。処方してもらっていますが，あまり効かないような気がします。

Ns：どのような感じですか。⑫

⑥ 技法 5
潜在的に抱えている問題の表面化につきあう

⑦ 技法 9
誤解している認識を解きほぐす
＊服薬方法に関する情報提供をしているが，患者の抱えている本質的な問題へ対応しているわけではない。

⑧ 技法 5
潜在的に抱えている問題の表面化につきあう

⑨ 技法 3
感情を受け止める

⑩ 技法 5
潜在的に抱えている問題の表面化につきあう

⑪ 技法 6
共有すべき問題の点検

⑫ 技法 5
潜在的に抱えている問題の表面化につきあう

Pt：ん～，今は抗がん剤を使っていないので，食事はとれるのですが，気持ちが落ち着かなくて…また，あの抗がん剤をするかと思うと…。

Ns：<u>3クール目の抗がん剤の投与を想像すると，憂鬱な気持ちになるのでしょうか</u>。⑬

Pt：はい。いっそ治療をやめて緩和ケアが受けられるところに移ろうかと思ったりもします。

Ns：<u>緩和ケアが受けられるところとは，どのようなところをイメージされていますか</u>。⑭

Pt：治療はせずに，体が少しでも楽になるような処置をしてくれるところですか。

Ns：<u>身体のだるさや落ち着かない気持ちをまずは何とかしたいというお気持ちが強いのですね</u>。⑮

Pt：はい，早く楽にして欲しいです。このままで，ただ命を永らえても…。

Ns：<u>治療をやめたいと思うくらい，身体のだるさや気持ちが落ち着かない状態がおつらいのですね</u>。⑯すでにお薬が処方されているようですが，効果がみられないようですので，<u>一度医師に相談をされてはいかがでしょうか</u>。⑰

Pt：そうですね。

Ns：お体のためには，できるだけ早くお薬を調整した方がよいと思いますが，<u>主治医へ相談できそうでしょうか</u>。⑱

Pt：はぁ，何と言ったらいいのか…。

Ns：そうですか。もしよろしければ，<u>今日伺った内容をこちらから主治医の方へお伝えさせていただきますが，よろしいでしょうか</u>。⑲

Pt：そうしてもらえると助かります。

Ns：わかりました。それでは，<u>早速連絡をしてみます</u>。⑳

⑬ 技法5
潜在的に抱えている問題の表面化につきあう

⑭ 技法7
療養状況にまつわる価値観の確認

⑮ 技法12
意思決定の阻害につながる身体状況のアセスメント

⑯ 技法3
感情を受け止める

⑰ 技法22
医療者間の連携を強化する

⑱ 技法11
セルフケア能力の査定
＊患者の反応から，自ら相談することが難しいと感じられた場合には，サポート内容を検討する。

⑲ 技法23
サポートの求め方を伝える

⑳ 技法22
医療者間の連携を強化する

（主治医へ症状を伝え，処方内容を変更してもらう）

Pt：薬を変えてもらうことはできるのですね。知りませんでした。

Ns：お薬は，効果をみながら処方内容を変更していくことになりますので，今後も効果がみられないようであれば，また仰ってください。主治医へ伝えづらいようであれば，外来看護師の方からおつなぎすることもできます。㉑

Pt：わかりました。

Ns：先ほど，病気や治療のつらさを誰にもわかってもらえないような気がすると仰っていましたが，周りにお話できそうな方はいらっしゃいませんか。㉒

Pt：はい，入院しているときは同じ病気の人ばかりだったので，話ができましたが…外来では，誰が何の病気なのかわからないので，なかなか話しかけづらいです。家族はみんな仕事で忙しいですし，友人には病気のことはあまり話したくないので…。

Ns：そうですか。もし，同じような病気の方とお話をされたいようであれば，患者会がいくつかありますが，そのような会に参加してみるのはいかがでしょうか。㉓

Pt：参加できるのですか。

Ns：はい，もしよろしければ近隣の患者会をいくつかご紹介させていただきます。㉔ただ，お話することがご負担になるような場合には，無理して参加されない方がよいかと思いますので，身体やこころの状態に合わせてご活用ください。㉕

Pt：今は，症状も落ち着いていますので，参加してお話をしてみたいと思います。

Ns：治療を継続するかどうかについては，本日より

㉑ **技法 22**
医療者間の連携を強化する

㉒ **技法 13**
患者の基準にあった生活のあり方を導き出す

㉓ **技法 14**
調整を図りながら可能な対処方法を見出す

㉔ **技法 19**
患者が活用できる情報を提供する
＊情報提供時には，特定の団体を紹介するのではなく，患者が選択できるように複数提示する。

㉕ **技法 14**
調整を図りながら可能な対処方法を見出す

お薬の内容が変更されていますので、症状が改善されるのを待って、それから考えましょうか。今の状況で決断するのは大変かと思いますが、いかがでしょうか。
Pt：そうですね。いつまでに考えればよいでしょうか。
Ns：○日にCTの検査予定となっておりますので、そのときに化学療法の効き具合について効果判定することになると思います。その結果をみてから、考えられても遅くないのではないでしょうか。
Pt：そうします。

2回目

Pt：先日、薬を変えてもらってからは少しずつ体が楽になってきました。CTの検査結果は、抗がん剤が効いているのか、がんは大きくなっていないと言われました。
Ns：そうですか。お体が少し楽になってよかったですね。
Pt：はい、でもがんは小さくならないみたいです。
Ns：そうですか、現状維持ということですね。
Pt：はい。仕方ないですね、わかったときにはもう肝臓に転移していましたから…。
Ns：抗がん剤の治療を頑張っても、がんは体の中に残っている…何か、やりきれない思いを感じられているのでしょうか。
Pt：ええ、せっかく大変な思いをして治療を頑張ったのに…これでは甲斐がないなあ〜と思ってしまいます。
Ns：そうですよね。せっかく頑張られたのに。
Pt：今は、少し体が楽になったので、もう1クール頑張ってみようと思う気持ちと、もう治療はやめて緩和ケア病棟に移ろうという気持ち、半分半分です。

㉖ 技法12
意思決定の阻害につながる身体状況のアセスメント

㉗ 技法10
意思決定に猶予を与える

㉘ 技法4
これまでの療養方法をねぎらう

㉙ 技法6
共有すべき問題の点検
＊意思決定にかかわる部分であるため、感情だけでなく、治療効果の現状について共有する。

㉚ 技法6
共有すべき問題の点検

㉛ 技法3
感情を受け止める

Ns：そうですか。治療を継続しようというお気持ちは半分なのですね。

Pt：はい，半分。いや，もう少しあるかもしれません。

Ns：もし，治療を継続されるとしたら，どのようなことが気がかりですか。

Pt：ん〜，吐きけ止めの使い方はこの前教えてもらったので，試してみようと思いますが，何が起こるかわからないので，何か起こったときにすぐに相談にのってくれて対応してもらえる人がいると安心できるのですが…。

Ns：そうですか。ご自宅で，想定外の症状があらわれたときや，お薬が効かなかったときにどのように対応したらよいのかわからないと，お困りになられますよね。

Pt：はい，2クール目のときは本当に困ったんです。

Ns：わかりました。それでは，私の方で外来化学療法室の看護師に連絡をして，これまでの状況を説明し，これからのサポートをお願いしようと思いますが，いかがでしょうか。

Pt：はい，よろしくお願いします。

Ns：それでは，連絡を入れておきますので治療中の療養相談に関してはご安心ください。

Pt：体がしんどくなると，いろいろと聞かれても何で表現したらよいかわからなくなるので…。

Ns：そうですか，ご家族の方で日ごろサポートしてくださっている方は，どなたかいらっしゃいますか。

Pt：はい，娘と同居しているので，治療中は家のことを全部してくれていました。外来にも付き添ってきてくれていました。

Ns：娘さんがサポートしてくださっているのですね。

㉜ 技法6
共有すべき問題の点検

㉝ 技法5
潜在的に抱えている問題の表面化につきあう

㉞ 技法6
共有すべき問題の点検

㉟ 技法22
医療者間の連携を強化する
＊一度，セルフケア能力を査定し支援者へつなぐサポートをしているので，今回も同様に行う。

㊱ 技法22
医療者間の連携を強化する
＊サポートを依頼するときは，患者のセルフケア能力に応じた支援内容を具体的に提示する（例：「症状の有無，程度，服薬状況，薬効，生活上の支障など，Bさんの状況を聞き出し，対処方法を具体的にアドバイスしてほしい」）。

㊲ 技法25
サポートのバランスを調整する

事例 2 化学療法の治療継続を迷っている場合

　それでは，お体がしんどいときは，娘さんにBさんの日ごろの様子についてお話いただくとよいかもしれませんね。
Pt：そうですね。娘には，治療する部屋の中までついて来てもらうようにします。
Ns：今，治療を継続するという方向でお話が進んでいますが，まだやめたいというお気持ちもありますか。
Pt：ん〜，正直なところやってみないとわかりませんが，とりあえずもう1クール受けてみようと思います。
Ns：3クール目が始まるまでに，何か不安になるようなことがありましたら，いつでもお電話をください。また，治療が始まってからも必要なことがあれば，サポートさせていただきます。

㊳ 技法 25
サポートのバランスを調整する

㊴ 技法 30
意思決定の方向性を強める
＊「治療継続」という意思決定にゆらぎがないか，決定した方向性に進んでいけそうか確認する。患者によっては，医療者に方向づけられるような形で意思決定してしまい，後悔するケースがみられるため留意する必要がある。

㊵ 技法 23
サポートの求め方を伝える

解説

　Bさんが化学療法の継続を迷う要因として，(1) 副作用が想像以上につらい，(2) 対処方法について相談先がない，ことがあげられました。
　また，身体症状のコントロールが十分に行えていない背景には，患者のセルフケア能力が低下し，症状を医療者へ正確に伝え，支援を求めることが難しいということがありました。そのため，主治医・外来看護師・家族と連携し，支援体制を整え，患者のセルフケア能力に応じた支援内容を具体的にしておく必要がありました。
　意思決定支援においては，患者の身体症状が安定しているときに意思決定できるように時期を調整することや，複数の症状が前面にでてくることにより見えづらくなっている真のニーズ（相談相手がほしい）を明確化していくことが重要となります。

事例 2 で使用したスキル・技法

スキル1 感情を共有する
技法 1 感情を浮かび上がらせる

117

技法 2 表出された感情と向き合う
技法 3 感情を受け止める
技法 4 これまでの療養方法をねぎらう

スキル2 相談内容の焦点化につきあう
技法 5 潜在的に抱えている問題の表面化につきあう
技法 6 共有すべき問題の点検
技法 7 療養状況にまつわる価値観の確認
技法 9 誤解している認識を解きほぐす
技法 10 意思決定に猶予を与える

> 症状に隠された真のニーズを丹念に探索した

スキル3 身体状況を判断して潜在的な意思決定能力をモニターする
技法 11 セルフケア能力の査定
技法 12 意思決定の阻害につながる身体状況のアセスメント

> 今後の治療について意思決定できる状況か確認した

スキル4 自分らしさを生かした療養方法づくりに向けて準備性を整える
技法 13 患者の基準にあった生活のあり方を導き出す
技法 14 調整を図りながら可能な対処方法を見出す

> 症状コントロールを優先し,意思決定できる状況を整えた

スキル5 患者の反応に応じて判断材料を提供する
技法 19 患者が活用できる情報を提供する

スキル6 治療・ケアの継続を保障する
技法 22 医療者間の連携を強化する
技法 23 サポートの求め方を伝える

> 各課題(処方内容の調整,自宅療養中の対応など)に医療者間で連携してサポートした

スキル7 周囲のサポート体制を強化する
技法 25 サポートのバランスを調整する

スキル9 患者のニーズに基づいた可能性を見出す
技法 30 意思決定の方向性を強める

付録

価値観ワークショップ

　意思決定支援を行っていくうえで，患者がどのような価値観をもっているのかを確認することが大切となります。患者の価値観を尊重するためには，看護者である自己の価値観を認識し，自分の価値観が患者を理解するうえで影響を与えていないか点検することが重要です。この章では，自己の価値観に出会うためのワークシートを紹介します。

価値観ワークショップ

　価値観は，常識や教えとして人々の生活に根づき，生活スタイルや生活習慣，人間関係のあり方をある程度規定しているものです。そのため，患者－看護者関係において価値観が類似している場合はよいのですが，類似していない場合には看護者の価値観を押し付けてしまうことがないよう留意する必要があります。

　本書で紹介している「意思決定プロセスを支援する共有型看護相談モデル（NSSDM）」には，**【技法 7　療養状況にまつわる価値観の確認】**（→ 46 ページ）が含まれています。この技法を用いることにより，医療者の価値判断ではなく，患者の価値判断に基づいて意思決定支援を行うことができます。実際，NSSDM を用いて意思決定支援を行った経験のある看護者からは，以下のような声が聞かれました。

> **看護者**

- 「医療者の価値判断に基づいて説得しようとすると，患者のこころの中で防衛機制が働いてしまうのですが，まずは感情の共有をしながら患者の抱えている問題に焦点化していくと，医療者の価値観が前面に出た対応にならなくてすみます」
- 「看護師のゴール設定（医学的意思決定）を前面に出して面談を進めてしまうことがあるのですが，価値観を確認することを意図的に行うことにより，患者の価値判断をもとに意思決定支援を進めていくことができます」

　このように，**【技法 7　療養状況にまつわる価値観の確認】**を用いることにより，看護者は患者の価値観を尊重し，ニーズに基づいた意思決定支援を行うことができます。しかし，看護者が患者に内在する価値観を見出して理解するためには，まずは己の価値観を認識する必要があります。つまり，看護者が自己の価値観というフィルターを通さずに患者の価値観をとらえることができるようにするということです。

　この技法を身につけるためには，「価値観を尊重すること」を知識としてだけでなく，臨床経験を振り返る（リフレクション）機会を通した理解が必要です。そのためには，他者との話し合いのなかでリフレクションを行う機会を設定し，意思決定支援に備えます。次ページより，患者－看護者間の価値観の違いに気づき，患者の価値観を尊重していくプロセスを振り返るための記録用紙を 3 段階に分けて紹介します。

ワーク1 自分の価値観に出会う

① 自分自身のライフスタイル（食生活，健康管理，ストレスマネジメント方法，コミュニケーションの特徴，余暇時間の過ごし方，家庭，職場，社会など）を振り返り，どのような信念や行動を大切にしているかリストアップしてみる。
② リストアップした価値観のメリット・デメリットを考え，自分の中での優先順位をつけてみる。
③ 自分にとって最も重要な価値観について相手に伝え，事柄の背後に含まれている価値観を発見してもらう。

優先順位	大切にしていること	メリット	デメリット	価値観
3	例）人づきあい（関係性の維持）を大切にしている	交友関係が広く，困ったときには誰かが助けてくれる	忙しくても誘いを断れず，後悔することがある	人間関係本位主義

ワーク2 医療者としての価値観に出会う

① これまでの臨床経験から,医療者と患者の間で価値観の違いがあると感じた場面を思い出しリストアップしてみる(例:スクリーニング／診断,治療,看護ケア,地域医療連携／退院調整,倫理調整,家族ケアなど)。
② リストアップした場面において,医療者である自分の価値観は何であったのか考えてみる。また,患者との価値観が異なると感じたときの自分の感情について振り返ってみる。
③ 相手に1つの場面を説明し,事柄の背後に含まれている価値観を発見してもらう。

場面	医療者としての価値観	自分の感情
例)患者は,このまま治療を継続すると経済的負担が大きいため治療をやめたいと言い出した。しかし,医療者はがんの進行を食い止めるために,治療を完遂した方がよいと思っている。	治療を継続し,少しでも生存期間を延長させること	患者は,治療の意味を正確に理解しているのか？経済的負担を軽減するための方法は他にもあるのではないか？

ワーク3 患者の価値観に気づく

①ワーク2のリストから1つの場面を選択し，その場面における患者の価値観と影響要因について考えてみる。
②相手に自分の気づきを伝え，事柄の背後に含まれている価値観を発見してもらう。

<患者の価値観>
例）自分の治療費を子どもの教育費へまわし，子どもの生活を維持すること

<患者の価値観へ影響を与えている要因>
例）いつ明確となったか？　支援上，何が問題となったか？　支援者の中で対立が起きたか？　どう価値を支えたか（また，支えるとよかったか）？

＝ワークの振り返り＝

<本来の自分の価値観と医療者である自分の価値観を比較してみて気づいたこと>
例）医療者としては，患者が治療を受けることは自然なことであり，治療を途中でやめるような考えは受け入れがたい。しかし，個人的な価値観を振り返ってみると，友人や家族との関係性を重視する傾向があるため，その視点から患者の価値観をとらえなおすと少し受け入れられるような気がした。

<医療者と患者の価値観を比較してみて気づいたこと>
例）患者との価値観の相違に気づいたときの感情を振り返ってみると，医療者としての価値観に基づいて患者を説得しようとする感情が働いていたような気がする。

索引

【 】はスキル・技法

数字・欧文

9つのスキル　11, 15
9つのスキルと30の技法　27
　　──の使い方　22
Bennerによる「援助役割」　7, 19
NSSDM (Nursing Model for Supporting Shared Decision Making：意思決定プロセスを支援する共有型看護相談モデル)
　　3, 4, 6, 9, 15
　　──の枠組み　9
Ottawa Personal Decision Guide (オタワ個人意思決定ガイド)　6, 19
Shared Decision Making (SDM)　6, 19

あ行

医学的意思決定　4, 18
【医学的な知識を理解しやすいかたちに置き換える (技法28)】　96
意思決定　2, 4
　　──を共有するための患者の条件　9
　　──の行動論的フレームワーク　18
意思決定支援
　　──, 看護援助機能を生かした　7
　　──の3段階　22
　　──を始める前の心構え　14
【意思決定に猶予を与える (技法10)】　51
意思決定能力　8, 13, 24, 53
【意思決定の阻害につながる身体状況のアセスメント (技法12)】　56
【意思決定の方向性を強める (技法30)】　101

意思決定場面において用いる9つのスキルのフローチャート　26
意思決定プロセス　5, 9, 12, 15, 18
　　──を共有するための基礎知識　2
意思決定プロセスを支援する共有型看護相談モデル (Nursing Model for Supporting Shared Decision Making：NSSDM)　3, 22
　　→ NSSDMも見よ
【医療者間の連携を強化する (技法22)】　83
援助役割, Bennerによる　7, 19
エンパワメント　91
オタワ個人意思決定ガイド (Ottawa Personal Decision Guide)　6, 19

か行

価値観　3, 5, 46, 120
　　──の確認　5
価値観ワークショップ　120
看護援助機能を生かした意思決定支援　7
看護者　2
　　──の内部感覚　9, 11
看護療養相談技術　9, 11, 22
患者
　　──の意思決定プロセスを共有する方法　5
　　──の特性　69
　　──の内部感覚　9, 11
【患者が活用できる情報を提供する (技法19)】　78
【患者にとっての重要他者を支える (技

法26)】　91
【患者の基準にあった生活のあり方を導き出す(技法13)】　59
【患者のニーズに基づいた可能性を見出す(スキル9)】　12, 17, 24, 98
【患者のニーズを汲み取り限界ではなく可能性を見出す(技法29)】　99
【患者の反応に応じて判断材料を提供する(スキル5)】　11, 12, 16, 24, 71
【患者のペースに合わせて段階的に取り組むことを伝える(技法24)】　87
【患者の療養生活に対する認識を認め肯定的な評価をかえす(技法8)】　47
【患者自らが療養生活に取り組むための構えづくりにつきあう(技法16)】　68
【感情を浮かび上がらせる(技法1)】　32
【感情を受け止める(技法3)】　36
【感情を共有する(スキル1)】　11, 12, 15, 22, 31
【客観的指標を一意見として伝える(技法20)】　80
共有　2
【共有すべき問題の点検(技法6)】　44
【誤解している認識を解きほぐす(技法9)】　49
【これまでの療養方法をねぎらう(技法4)】　38

さ行

【サポートのバランスを調整する(技法25)】　89

【サポートの求め方を伝える(技法23)】　85
シェアード・デシジョン・メイキング（SDM）　6, 19
【自分らしさを生かした療養方法づくりに向けて準備性を整える(スキル4)】　11, 12, 16, 24, 58
【周囲のサポート体制を強化する(スキル7)】　12, 16, 24, 88
準拠枠　5, 18
状況的意思決定　4, 18
【情報提供するタイミングを図る(技法18)】　76
【情報の理解を支える(スキル8)】　12, 16, 24, 93
【身体状況を判断して潜在的な意思決定能力をモニターする(スキル3)】　11, 13, 16, 24, 53
セルフケア能力　8, 54, 65
【セルフケア能力の査定(技法11)】　54
セルフモニタリング　86
【潜在的に抱えている問題の表面化につきあう(技法5)】　42
相談　2
【相談内容の焦点化につきあう(スキル2)】　11, 12, 15, 22, 40

た行

【対処の緊急性や重要性を伝える(技法21)】　81
【調整を図りながら可能な対処方法を見出す(技法14)】　63
【治療・ケアの継続を保障する(スキル6)】　12, 16, 24, 82

は行

【表出された感情と向き合う（技法2）】
　　　　　　　　　　　　　　　34
不均衡の状態　5, 18

ま行

【問題解決に必要な情報を確認しながら
　見定める（技法17）】　73

ら行

【理解しづらい部分をひも解く（技法
　27）】　94
【療養状況にまつわる価値観の確認
　（技法7）】　46, 120
【療養生活と向き合うための調整を図る
　（技法15）】　66